汉竹编著·亲亲乐读系列

怀孕要讲究 不将就

张晶 主编

汉竹图书微博
http://weibo.com/hanzhutushu

江苏凤凰科学技术出版社
全国百佳图书出版单位

U0353429

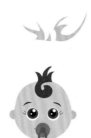

编 辑 导 读

"怀孕以后要做几次产检呀?"

"孕期能慢跑、快走或者做瑜伽吗?"

"肚子大了,晚上老是睡不好该怎么办?"

"不想吃太胖,又怕宝宝缺营养,怎么才能两全其美呢?"

......

本来当妈妈是件极其幸福的事情,就算和穿上婚纱那一刻相比,也绝对是有过之而无不及。可是,等情绪稍稍平复,又会冒出来很多问题,这可如何是好?别急,翻开这本书,为你解决燃眉之急。就是这么神奇!

本书在每月开始都列了一个要事表,标出了最重要的日子,就像一个贴心的小管家,让你提前了解本月大小事,做到心中有数。

知道如今医院里专家号难挂,更别奢望与专家细聊,因此书中还特别设置了每月产科专家有问必答互动页,将孕妈妈最疑惑和最需要掌握的事项一一详细解说。

本书还在每月的第1周将大大小小的产检项目、注意事项列举出来,并附上极其详尽的专家报告解读,让你明明白白、轻轻松松做产检。此外,书中还根据孕期不同阶段的特点阐述了孕期营养、孕期运动、孕期各类不适的应对及孕期常见病的防治等。

怀孕就是要讲究不将就,细细阅读这本书,你的孕期将不再迷惘,一切都会心中有数。所有的用心与努力,只为迎接小天使的到来,加油吧孕妈妈!

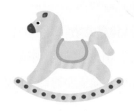

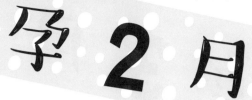

孕 2 月

孕 3 月

孕 4 月

孕 7 月

孕 9 月

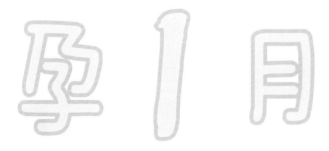

现在的你即将要成为真正的孕妈妈了。想到那小小的爱情种子，在自己体内开始萌芽，到悄悄地成长、变化，这种感觉是不是很美妙呢？那么从现在开始，孕妈妈就可以和准爸爸一起来期待未来的美好和幸福喽。

1~4 周要事提醒

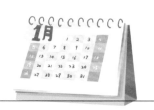

在孕 1 月里，实际上，绝大多数孕妈妈都不知道自己怀孕了。在这个月，孕妈妈的身体没有很明显的变化，但没有变化不等于没有怀孕。孕妈妈还是要了解如何度过这至关重要的一个月。

掌握排卵日，好孕更近了

维生素 C 和叶酸一起补

多摄取含有维生素 C 的新鲜蔬菜和水果，有维生素 C 相伴，叶酸比较稳定，且有助于增加体内叶酸的储存量。

第 1 天

记住末次月经的第 1 天

怀孕的第 1 天并不是从卵子遇到精子开始算起，而是从怀孕前最后一次月经的第 1 天算起的。因为大多数孕妈妈都说不清受精具体发生在哪一天，却能记得每个月"好朋友"来临是哪一天。

第 13~14 天

速测排卵有好孕

如果在排卵日当天或提前 1 天同房，那么受孕的概率最高，因为精子的寿命是 2~3 天，而卵子的寿命为 24~48 小时。测排卵的方法有很多，可以参见本书第 24 页。如果不放心，可以去医院检测。

第 7 天

早点决定宠物的去与留

小动物身上可能有弓形虫，如果孕妈妈曾经感染过，体内就有了抗体，可以继续养宠物，如果未曾感染过，最好送走宠物，以免影响胎宝宝的发育。

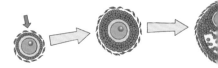

第 10 天

生男生女 DIY

X 型精子喜酸性环境，Y 型精子喜碱性环境，因此有了"酸女碱男"的说法。虽然宝宝的性别不可以人为操纵，但一些因素还是会对其产生一定影响。

XY

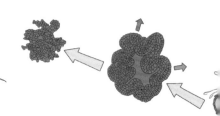

在不知不觉中，一个新生命悄悄诞生了！宝宝，感谢你，你就像美丽的童话，装扮了爸爸妈妈的世界。

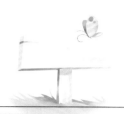

终于是 100%
孕妈妈啦

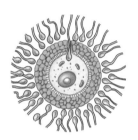

同房后 10 天左右就可以用早孕试纸验孕。

第 25 天

验孕要用晨尿

　　早孕试纸和验孕棒除了要保证操作的方法和步骤是准确的以外，还要保证测试用的小便要清晨第一次的，这时的尿液较浓，能保证结果更准确。

第 15~16 天

幸福的相遇

　　每一个新生命都是一枚精子与一枚卵子相遇而成的，受精卵是新生命的第一个细胞，这个细胞既有父亲的基因，又有母亲的基因，这就决定了我们是独一无二的。

第 28 天

去医院确认怀孕

　　即便是在家检测到怀孕，也一定要去医院再次印证一下，如果你怀孕了，医生还会跟你约定下次产检的时间。

第 19 天

小家伙"安营扎寨"了

　　小家伙在孕妈妈的腹中"安营扎寨"了。接下来就是孕妈妈和胎宝宝一起静静相处的日子，慢慢地了解宝宝，你会和他（她）成为最要好的朋友。

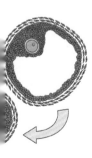

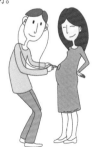

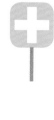

孕1月产科专家有问必答

　　孕1月是决定孕妈妈能否成功受孕的关键时期，为了孕育出一个健康、聪明的宝宝，备孕夫妻最好能充分了解备孕的相关知识和孕早期的注意事项。

产科医生
再三叮嘱

手机 APP 测排卵期可靠吗

　　手机 APP 速测排卵期主要是针对平时月经周期特别规律的女性而设的，因为这类人群测出来的安全期和排卵期相对来说会比较准确。而对于平时月经不太规律的女性，只可以作为参考，最好配合其他测排卵方法一起使用。也有不少女性用 APP 计算安全期来避孕，这是不对的，因为每个人的月经周期和规律不同，只能当作参考。

产后多久生二胎较合适

　　分娩方式不同，生二胎的最佳时间也应有所不同。顺产对身体的伤害较小，如果没有侧切，子宫没有伤口，理论上是只要来了月经就可以怀孕了。但是建议不要过快，因为身体和子宫都需要一个休息和恢复的过程，另外，宝宝还小，需要妈妈的照顾。一般建议顺产一年后再考虑怀孕。若是剖宫产后再怀孕，则应在上次剖宫产后 2 年左右，此时子宫上的瘢痕已愈合，可以适应再次妊娠时子宫的增长。

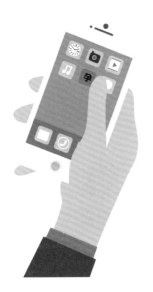

我是意外怀孕，没做孕前检查怎么办

　　为了孕育健康的宝宝，备孕夫妻均应做孕前检查。如果因意外怀孕而未做检查，怀孕后就要多注意是否有腹痛或阴道流血之类的症状，同时还要积极做好产前检查——如果夫妻都健康，就不影响受孕计划的进行。

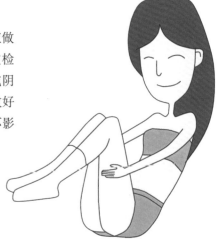

刚测出来怀孕，医生为啥说我孕 4 周了

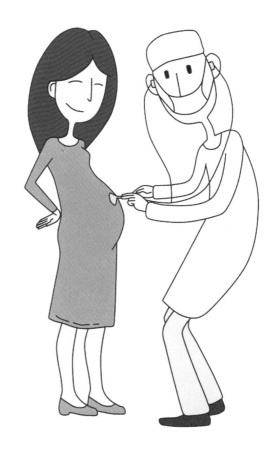

现在医生计算孕周，一般是从孕妈妈末次月经的第 1 天开始算起。而通常所说的孕 1 月，其实是指末次月经的第 1 天以后的 4 周。实际上，第 1 周是孕妈妈的月经期，到第 2 周末是孕妈妈的排卵期，而到第 3 周末受精卵完全着床，才真正拉开生命的序幕。如果孕妈妈刚测出怀孕，医生却说怀孕 4 周，这正是按照以上方法来计算孕周的。

孕期绝对不能用药吗

通常停经 3 周以内，药物影响较小。若无任何流产征兆，一般表示药物作用较小，没有对胚胎造成什么影响。但是为了预防和减少药物对胎宝宝的不良影响，孕期应避免滥用药物，如果必须用药，一定要在医生的指导下进行。

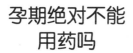

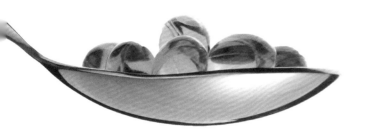

产检一定要挂专家号吗

现在很多孕妈妈都过度依赖专家，一定要挂专家号，结果排了一上午的队，等专家给开完单子就到中午了，要是需要空腹做 B 超或抽血，中午还得继续饿着。其实，如果孕妈妈平时身体很好，孕育宝宝也没有特殊的不适，在产检时不必一定要挂专家号，普通号就完全可以，还能减少排队和候诊时间。

宝宝：事实上胎宝宝还连个影儿都没有呢，仍是分别以卵子和精子的形式寄存在妈妈和爸爸的身体内。末次月经结束后，新的卵子开始发育成熟。

享受星级产检

通常在宣布怀孕喜讯的同时，医生也会反复叮嘱孕妈妈要记得按时产检。定期的产检可以检测孕妈妈的身体变化和胎宝宝的发育状况，如有问题能及时诊治，让孕妈妈顺利度过整个孕期。孕妈准爸可以提前选好产检医院，并通过产检医生大概了解整个孕期的产检项目、时间以及注意事项，避免慌乱。

✳ 选定称心的产检医院

为了安全度过这 10 个月，孕妈准爸在选择产检医院时最好能考虑以下几点：①医院技术过硬，无论设备、检验技术人员水平等事先都要有所了解，这关乎孕妈妈和胎宝宝的安全问题。②医院环境舒适，设计人性化，可以为日后的产检提供方便，这一点需要实地考察。③从家里到医院的交通便利，以防耽误检查的时间，影响到孕妈妈的休息。④医护人员素质较高，沟通合拍，最好选择与自己对脾气的医生，这样更容易建立良好的关系，也能更安心。除此以外，还可以结合自身条件考虑医院的规模和专业性等盲目追求高收费的医院会给孕妈准爸带来巨大的经济压力，也不利于孕妈妈的孕期心理健康。总之，具体医院具体分析，适合孕妈妈自己的才是最好的。

✳ 整个孕期需要做几次产检

整个孕期一般需要进行 9~13 次检查，如果个别孕妈妈有异常情况，必须按照与医生的约定进行复诊或者进行进一步的检查。

✳ 产检都查啥

定期检查能连续观察了解各个阶段胎宝宝发育和孕妈妈身体变化的情况，例如胎宝宝在子宫内生长发育是否正常，孕妈妈营养是否良好等；也可及时发现孕妈妈常见的合并症如妊娠高血压、妊娠糖尿病、贫血等疾病的早期症状，以便及时治疗，防止疾病向严重方向发展。除此之外，在妊娠期间，由于胎宝宝在子宫里是浮在羊水中的，能够经常转动，因此胎位也可能发生变化，如果及时发现，就能适时纠正。

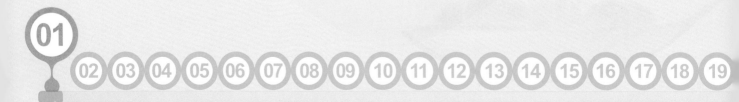

01 02 03 04 05 06 07 08 09 10 11 12 13 14 15 16 17 18 19

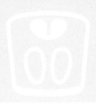

体重管理小秘书：从现在起，可以准备一个小本子，及时记录孕妈妈在孕前和孕期每个阶段的体重。

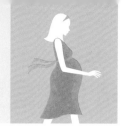

妈妈：这是备孕的关键期，要保持健康的生活方式和积极的心态哦。

✳ 产检时间一览表

产检频率	产检次数	怀孕周数	例行产检项目	定期/特殊产检项目（在方框里划勾记录已检查项目）	
每月1次（孕28周以前）	第1次	12周	了解病史（年龄、职业、推算预产期、月经史、孕产史、手术史、本次妊娠过程、家族史、丈夫健康情况等） 体重 腹围 身高 四肢水肿情况 血压 胎心 宫高	□尿常规 □血常规 □凝血功能 □血型（ABO、Rh） □甲乙丙肝抗体 □艾滋病抗体 □阴道检查 □颈后透明带扫描（NT，检测胎儿唐氏综合征，怀孕11~13周进行） □绒毛活检（检测胎儿唐氏综合征，怀孕11~13周进行）	□梅毒抗体 □肝功能 □风疹病毒 □弓形虫抗体 □巨细胞病毒 □心电图
	第2次	16周	体重 血压 宫高 腹围 四肢水肿情况 听胎心 血常规 尿常规	□唐氏综合征筛查（孕14~20周进行） □羊水穿刺（检测胎儿唐氏综合征，孕16~20周进行）	
	第3次	20周		□B超（排除胎儿畸形，孕18~24周进行）	
	第4次	24周		□妊娠糖尿病筛查（一般在孕24周进行，如有高危因素可提前至孕早期） □葡萄糖耐量试验（妊娠糖尿病筛查测量值超过标准时进行）	
每2周1次（孕28~36周）	第5次	28周	体重 血压 宫高 腹围 四肢水肿情况 听胎心 血常规 尿常规		
	第6次	30周		□B超（检查胎儿发育情况并进一步排畸，孕30~32周进行）	
	第7次	32周			
	第8次	34周			
	第9次	36周		□胎心监护（从孕36周开始每周一次）	
每周1次（孕36周以后）	第10次	37周	体重 血压 宫高 腹围 四肢水肿情况 胎心监护 血常规 尿常规	□骨盆测量 □B超（检查胎儿大小、胎位和羊水状况，为分娩做准备，孕36周或以后进行） □心电图（可以门诊做，无特殊情况也可在入院待产时做）	
	第11次	38周			
	第12次	39周			

22 23 24 25 26 27 28 29 30 31 32 33 34 35 36 37 38 39 40

叶酸，每天补充 0.4 毫克

叶酸是一种水溶性维生素，是蛋白质和核酸合成的必需因子，具有辅助 DNA 合成的作用。它还是胎宝宝神经发育的关键营养素，对预防胎宝宝神经管畸形和唇裂有重要意义。

✳ 补充叶酸要适量，不能多也不能少

孕妈妈最好提前 3 个月补充叶酸，因为服用叶酸后至少要经过 4 周才能改善体内的叶酸缺乏状态。如果因意外怀孕而没有补充叶酸，也不必担心，在怀孕的前 3 个月及时补充叶酸即可。

孕前每日应摄入 0.4 毫克的叶酸，孕中每日摄入 0.6~0.8 毫克即可。但要提醒孕妈妈注意的是，补充叶酸虽然必要，但是也不能过量，补充的剂量要在合理的范围内，过量补充对身体一样有害无益。

✳ 有了它们，再也不用担心重复吃叶酸片了

尽管很多孕妈妈都知道了适当补充叶酸的重要性，但是伴随着怀孕而来的疲倦、健忘，常常会让人忘记叶酸是不是吃重复了。为了尽量避免出现这种现象，孕妈妈最好在比较醒目的位置 DIY 一个每日叶酸摄入表，或者下载一些与怀孕相关的 APP 并设置闹钟提醒。

此外，专家提醒，一些复合维生素片中也含有叶酸，如果在服用某种叶酸片的同时，还在服用一些维生素片，最好与医生沟通是否需要停用某种片剂，以免叶酸补充过量。

✳ 食补叶酸的注意事项

莴笋、菠菜、青菜、油菜、奶白菜、柑橘、草莓、樱桃、黄豆、核桃、栗子、小麦胚芽、动物肝脏等食物都含有较丰富的叶酸。但是由于过度加热容易破坏食物中的叶酸，因此要尽量多吃些大火快炒、微波炉烹调或者可生食的蔬菜、水果。

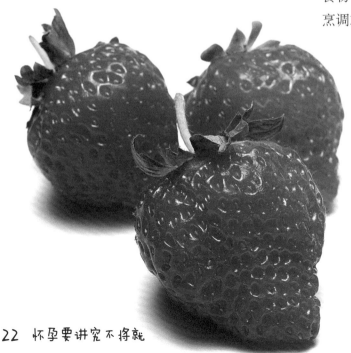
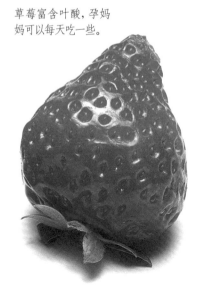

草莓富含叶酸，孕妈妈可以每天吃一些。

真的需要做胎教吗

胎教真的有那么神奇吗？真的需要做胎教吗？殊不知，人类的大脑在发育之初，即胎儿期就能感受强烈的感情，能对各种各样的知识形成印象，这些感受和印象能持续影响孩子的一生。

✳ 受过胎教的宝宝更聪明

我国著名的育儿专家戴淑凤教授对受过胎教的新生儿进行行为测评，她发现胎教组在以下几方面的表现要优于对照组：情绪稳定，知道哄逗，容易安慰；视听、注视能力优秀，眼睛亮亮的，有神采；小手的抓握力及四肢运动能力强；扶坐时颈部肌肉张力好，抬头、吮手指能力强；对音乐敏感。经过胎教后的宝宝，如果在出生后继续坚持系统的早期教育，他们的进步也更加迅速。

✳ 胎教不宜只拘泥于一种形式

其实，胎教是自由的，不必拘泥于任何一种形式。你可以带着胎宝宝在音乐的海洋里徜徉，也可以去画展中感受艺术的魅力，还可以做些充满童趣的小游戏，或者去大自然中感知造物的神奇，当然了，你还可以叫上准爸爸一起，和胎宝宝"聊"一下家常，提前享受一下一家三口美好的时光。只要孕妈妈把孕期生活过得多姿多彩，给腹中的胎宝宝传达最愉悦的情绪，就是最好的胎教了。孕妈妈可以选择自己真正喜欢的，并按照自己的习惯，发挥自己的想象，与腹中的胎宝宝互动。

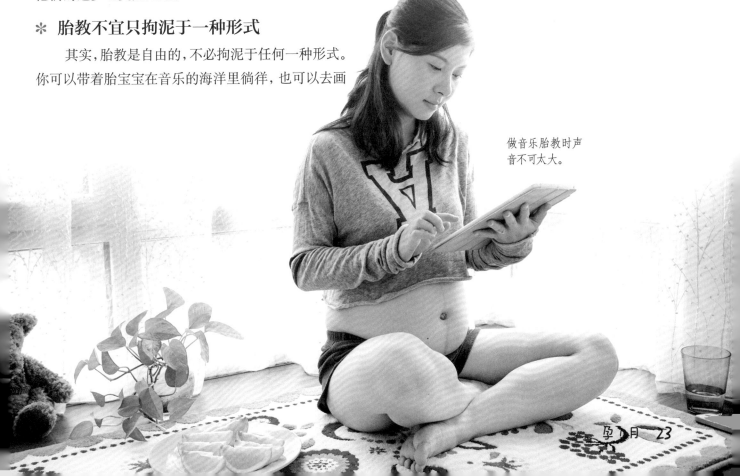

做音乐胎教时声音不可太大。

宝宝：成熟的卵子从卵泡中排出，而有一个最棒的精子也从上亿个精子中奋力拼出，与卵子结合，形成受精卵，新生命宣告诞生。

专家说测排

排卵是什么，不会算排卵期，算不准排卵期，等等，这都不算事！跟着专家测排卵期，就会从懵懂变成半个专家啦。从某种意义上讲，找准排卵期，受孕就成功了一半。要多关注自己的月经期和排卵期哟！

✳ 算式推算法

一般女性会在下次来月经前2周左右排卵，这样就可以根据自己以前月经周期的规律推算出排卵期。

计算公式：

排卵期第1天 = 最短一次月经周期天数 −18天

排卵期最后1天 = 最长一次月经周期天数 −11天

推算方式：

如果月经同期28天一次，很规律，那么可以将月经周期的最短天数和最长天数均定为28天，代入公式，就可以计算出你的排卵期为：本次月经来潮后的第10~17天。这种计算方法是以本次月经来潮第1天为基点，向后顺算天数，而不是以下次月经来潮为基点，倒数天数，因此不易弄错。

✳ 观察基础体温

基础体温是指经过6~8个小时睡眠后，人体在没有受到运动、饮食或情绪变化影响时所测出的体温。通过记录基础体温，可以推算出排卵日。

在一个正常的月经周期内，女性的体温也会有周期性变化。月经开始后一两周是基础体温的低温期，中途过渡到高温期后，再返回低温期时，即开始下次月经。从低温期过渡到高温期的分界点那天，基础体温会降到最低，以这一天为中心，前两日和后三日称为排卵期，在这几天同房，受孕概率大。

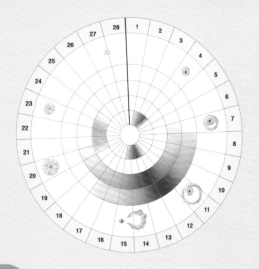

体重管理小秘书：保证营养均衡，控制好体重，为孕育一个优质宝宝打下健康的基础。

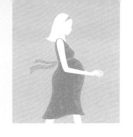

妈妈：本周末就开始排卵了，孕妈妈要抓住机会。

基础体温的测量方法：

1. 购买专用的女性基础体温计，以便测出较精确的体温。

2. 早晨睡醒后先测量体温并记录。

3. 每天在固定时间测量，若每天测量时间间隔较长，则可能使数据失去意义。

4. 坚持每天测量，尤其是开始记录的前三个月，务必找出两次月经间的体温变化曲线。将记录的体温做成一目了然的图表，才能发挥它的最大作用。感冒、腹泻、发热、饮酒过度、晚睡晚起之类的情况也会影响体温，应特别注明。

✳ 测排神器——排卵试纸

对生理周期不规律的女性来说，采用排卵试纸测试是准确预知排卵时间的方法。具体使用方法如下：①沿铝箔袋切口部位撕开，取出试纸。手持测试条，将有箭头标志线的一端插入尿液中，约3秒后取出平放，10~20分钟后观察结果，结果以30分钟内阅读为准。②用洁净、干燥的容器收集尿液，不可使用晨尿，收集尿液的最佳时间是10点至20点，尽量采用每一天同一时刻的尿样，收集尿液前2小时应减少水分摄入，因为稀释了的尿液样本会妨碍黄体生成素(LH)峰值的检测。测试纸插入尿液深度不可超过MAX标志线。③测出有两条线，下面一条是检测线，上面是

对照线，下面一条颜色比上面浅，表示到排卵期，但尚未到排卵高峰，此后需要连续每天测试。如果下面一条颜色比上面深或者一样深，表示将在24~48小时内排卵。这就是要宝宝的最好时机！如果试纸上端只有一条线，表示未到排卵期或排卵高峰已过。

✳ 找对排卵期，然后呢

只要掌握了排卵规律及准确的排卵日期，选择在排卵日当天或排卵前后同房，受孕的概率就会大大增加。因为卵子的存活时间为12~24小时，一般不超过48小时，受精能力可保持12~48小时。切莫急躁，放松心情，更有利于怀上优质宝宝。

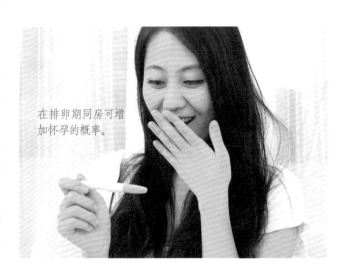

在排卵期同房可增加怀孕的概率。

把握受孕黄金时机

精子和卵子的质量受许多外界环境和主观因素影响，因此受孕时机很重要。

❋ 受孕黄金年龄

准爸爸最好在26~30岁，孕妈妈最好在24~29岁。这期间激素分泌都比较旺盛，生育能力处于最佳状态，精子和卵子质量也很高，最利于生出健康的宝宝。

❋ 受孕最佳时间

人体的生理现象和功能状态在一天内是不断变化的。7~12点呈上升趋势。13~14点最低。17点再度上升，23点后又急剧下降。一般来说，21~22点是受孕的最佳时刻，选择此时同房有助于增加精子与卵子相遇的机会。

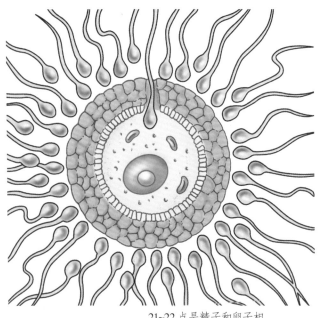

21~22点是精子和卵子相遇的最佳时间。

❋ 不宜立即怀孕的7种情况

为了保证受孕成功，需要有意识地避开以下不宜受孕的情况。

1. 旅行途中。体力过度耗损，饮食、睡眠没有规律，会影响受精卵的质量。

2. 早产、流产或摘除葡萄胎后。早产或流产后的女性生殖器官和内分泌功能都尚未康复，应避孕半年。接受葡萄胎手术后的女性最好避孕2年后，到医院复查合格再考虑受孕。

3. 使用避孕药时。使用避孕药失败所生的宝宝发生先天畸形的概率较大，最好在停药至少半年后再怀孕。

4. 宫外孕后。最好在彻底治愈后坚持避孕一段时间，待医生检查正常后方可考虑怀孕。

5. 患病期。疾病会影响体质、受精卵的质量及宫内着床的环境，期间服用的药物也会对精子和卵子不利。

6. 酷暑严寒。天气炎热会影响食欲，导致蛋白质摄入量减少，进而影响胎宝宝大脑发育。严寒则易患感冒，对胎宝宝不利。

7. 新婚。新婚夫妇一般都处于疲劳状态，最好等身体恢复后再做打算。

为了宝宝，请养成饮食好习惯

孕妈妈在孕早期，饮食方面要注意营养丰富全面，结构搭配合理，戒掉一些不健康的饮食，养成良好的饮食习惯。

＊ 咖啡、浓茶和烟酒，最好都不碰

孕早期，受精卵对外界刺激极为敏感，所以孕妈妈在饮食上要格外注意。尤其是喜欢吸烟、饮酒、喝浓茶和咖啡的孕妈妈，要改掉这些不良习惯。

	对胎宝宝的危害	对孕妈妈的危害
酗酒	可能会引发流产、早产	会导致免疫系统抵抗力下降
吸烟	会增加胎宝宝先天畸形的发生率；可能会引起胎宝宝缺氧或发育迟缓、智力低下	提高患呼吸道感染的概率
喝含咖啡因的饮料（包括咖啡、可乐、茶等）	影响胎宝宝的骨骼发育	可能会改变女性体内雌激素、孕激素的比例，影响受孕

＊ 这些食物，暖宫又助孕

想要一个健康聪明的宝宝，孕妈妈还可以选择食补。适当摄取黑豆、虾、核桃仁等，也可以做些美味的红豆黑豆豆浆、阿胶红枣、红糖生姜水、当归金银花汤、益母草炖乌鸡等，这些食物暖宫又助孕。

＊ 为胎宝宝储备"养料"

许多营养素可以在人体内储存很长时间，孕妈妈可以提前摄取营养，进而为孕期营养做准备。这样一则可以满足怀孕时营养需求量的增加，二则可以在孕早期孕吐不能进食时，动用自身储备而不至于影响胎宝宝的成长。

营养素种类	最佳食物来源	营养素缺乏的影响
叶酸	动物肝脏中含量最为丰富，其次为蚕豆、红枣、绿豆、芦笋、菠菜、板栗、圆白菜、草莓、花椰菜、大蒜等	缺乏叶酸可能导致胎宝宝神经管异常
钙	海带、海参、牡蛎、黄豆、腐竹、木耳、鱼虾、奶制品等	钙缺乏会影响胎宝宝乳牙、恒牙的钙化和骨骼发育
锌	奶及奶制品中含量丰富，其次为小麦胚粉、核桃、芝麻、猪肝，黄豆、绿豆、蚕豆，腰果、开心果、花生等	锌摄入不足会影响胎宝宝脑细胞分化

宝宝：受精卵分裂变成胚泡后，游进子宫腔并停留 3 天左右，待子宫内膜准备好后，与其接触并埋于子宫内膜里，这一过程称为"着床"。

在家验孕，舒适更准确

许多女性开始备孕后都会准备早孕试纸或者验孕棒自测是否怀孕，这的确是既简单又有效的办法。只要选用正规品牌的早孕试纸或验孕棒，再配合正确、科学的操作方法，在家验孕的准确率可达到 95%。

❋ 同房后多久能确认怀孕

如果是采用尿液检测，同房后 10 天就可以用早孕试纸测试是否怀孕，也可以到医院通过抽血检查人绒毛膜促性腺激素（HCG）。如果是 B 超检查，一般同房后 20~35 天就可以检查出是否怀孕。

❋ 早孕试纸、验孕棒怎么用准确率最高

早孕试纸的操作方法如下。①打开包装，手持试纸条上端，不要触摸实验区。②取 1 杯尿液。③将试纸带有箭头标志的一端浸入尿杯（尿样不允许超过 MAX 线），约 3 秒钟后取出平放。④在反映区内出现一条红线为"阴性"，出现两条则为"阳性"，阳性多表示已经怀孕。

验孕棒的使用方法如下。①撕开包装，取出验孕棒。②紧捏验孕棒手柄一端。③用吸管吸几滴尿液，挤到吸尿孔。④观察窗中的 C、T 位置，如果出现两条紫红色线，表明已怀孕，如果只出现一条线，表明未怀孕。

专家特别提醒：应到正规药店去购买，并注意包装盒上的生产日期；在验孕前仔细阅读说明书，谨慎操作；验孕时间不宜太早或太晚。

❋ 在家验孕，必须用晨尿

在家验孕经常会有测不准的情况，也许是忽略了测试尿液应该用晨尿这个关键点。测试用的小便要收集清晨第一次的，因为这时的尿液比较浓，含的激素量多，能使测验结果更准确。

❋ 早孕试纸为什么老是一深一浅

如果早孕试纸显示一深一浅两条线，就表示体内的 HCG 含量比较低，测试结果为弱阳性。这可能是受怀孕或测试时间、试纸的灵敏度乃至其他因素影响，最好去医院做个详细检查，确定是否真的怀孕。

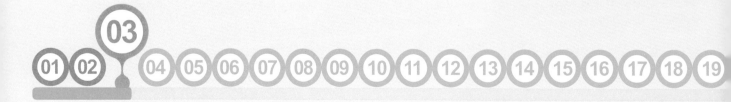

体重管理小秘书：虽然体重没有多少变化，但体内已经有了一个小人儿住下，请继续保持健康饮食。

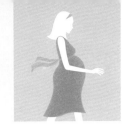

妈妈：胚胎还不稳定，要避免危险哟。

预防病毒感染，远离致畸风险

孕早期，病毒很容易通过发育还不完善的胎盘进入胎宝宝体内，给胎宝宝带来致畸伤害。

✳ 5 类病毒的防与治

这里所提到的 5 类病毒，准确地说应该是 TORCH 所指的 5 种病原体，它们会引起胎儿感染并造成胎儿畸形，因此对这 5 种病毒的预防和治疗显得尤为重要。

TORCH 指可导致先天性宫内感染及围产期感染而引起宝宝畸形的病原体，它是一组病原微生物的英文名称缩写，如下。

T	TOX, Toxoplasma	弓形虫
O	Others	其他病原微生物
R	RV, Rubella.Virus	风疹病毒
C	CMV, Cytomegalo.Virus	巨细胞病毒
H	HSV, Herpes.Virus	单纯疱疹病毒，分为Ⅰ型和Ⅱ型

专家建议，孕前就应做好 TORCH 筛查，如有感染，则要治愈后再怀孕。此外，为预防风疹病毒感染，可在孕前 3 个月接种风疹疫苗。而单纯疱疹病毒感染目前尚无彻底治愈的方法。其中Ⅱ型感染是一种性传播疾病，加强性生活的自律是最佳预防措施。总而言之，重在预防。

✳ 10 招远离病毒

既然这些病毒会危害到胎宝宝，那么孕妈妈又该如何预防呢？希望以下 10 招会助你远离病毒。

1. 通过锻炼和饮食增强身体抵抗力，为胎宝宝打好先天的基础。

2. 尽量少去公共场所，避免接触传染病病人，注意卫生，回家后要先洗手。

3. 家中卫生常打扫，勤消毒，勤开窗。

4. 外出常备消毒湿巾。

5. 果蔬要洗净，食物要煮熟，切生熟食要分开案板和刀具。

6. 碗筷常消毒，灶台、抽油烟机等要及时清洁。

7. 饭前便后要洗手，接触过钞票也要及时洗手。

8. 不吃腐烂变质的食物，比如泛青的土豆，如果只有部分损坏也要舍弃，因为没有坏的部分已经受到感染。

9. 不随意购买、食用街头小摊贩出售的食品。

10. 定期给家用电器消毒，它们往往是细菌和灰尘的聚集点。

(22) (23) (24) (25) (26) (27) (28) (29) (30) (31) (32) (33) (34) (35) (36) (37) (38) (39) (40)

宝宝：这时的胚胎仅仅是一粒绿豆大小的囊泡，囊泡分化成两部分，一部分附着在宫壁上成为原始的胎盘，另一部分发育成了胎儿。

专家说怀孕征兆

一旦怀孕了，孕妈妈的身体就会出现一些特殊变化，如停经、恶心、呕吐等，这就是我们常说的怀孕征兆。仔细观察身体向你发出的这些怀孕信号，第一时间了解并掌握怀孕的信息，才能做好充分的孕育准备。孕妈妈需知这些症状一般不需特殊处理，孕 12 周后多会随着体内人绒毛膜促性腺激素 (HCG) 水平的下降自然消失。

❋ 停经

怀孕的第一个信号是月经停止来潮。结婚或有性生活的女性，平时月经规律，一旦月经过期 10~15 天，就有可能是怀孕。所以有性生活的女性都应记住自己的月经日期，可用日历做记号。

停经是怀孕后最早、也是最重要的症状，但不是特有的症状。如经期不规律的女性，或由于疾病、疲劳、精神刺激、环境变化等因素影响，也会发生月经迟来的现象。

不过，当该来月经时，月经未来，但是有少量浅褐色的血流出，这是子宫在少量出血，是孕早期可能出现的一种现象。

有极少数女性，虽已怀孕，但是在该来月经时，仍然行经一两次，不过来的经血比平常要少，日期也短，这在中医上称为"漏经"，真正原因尚不十分清楚。

❋ 恶心、呕吐

恶心、呕吐是大多数孕妈妈在孕早期都会有的经历，它可能发生在一天中的任何时间。恶心的原因主要是 HCG 升高、黄体酮增加引起胃肠蠕动和胃酸分泌减少，进而导致消化不良等。经常有孕妈妈认为是胃病犯了，或吃坏了东西，这时切记不要盲目服药。

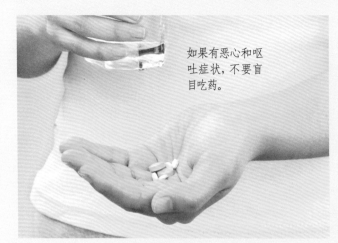

如果有恶心和呕吐症状，不要盲目吃药。

体重管理小秘书：虽然没什么食欲，但是为了自身和胎宝宝的健康，还是要适当进食，以免体重过度减轻。

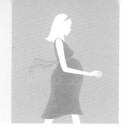

妈妈：胚芽已经悄悄地在子宫里"着床"了！

✳ 类似感冒

由于孕激素带来的变化，有些孕妈妈的身体会出现类似"感冒"的症状，如体温升高、头痛、精神疲惫、脸色暗黄等，有时候还会感觉特别怕冷，于是在不知情的情况下容易误服药物。

事实上，孕早期的反应和感冒相比还是可以区分出来的。首先，怀孕后第一症状是停经，而感冒通常都不会影响月经的来潮。其次，还可以通过测试基础体温来加以区别。怀孕后身体温度会有所升高，一般基础体温保持在 36.1~36.4℃ 之间，排卵期体温会升高 0.5℃。只有当体温达到 37.5℃ 以上时，才说明可能是感冒引起发热了。除此之外，如果是感冒，还可能出现流鼻涕、关节疼痛等病毒感染的症状。

错把怀孕当感冒而服药的孕妈妈，也不必整日惴惴不安，服药也不一定会造成胎宝宝畸形，胎宝宝到底会不会受到严重影响，跟感冒药的成份、剂量、服用时间等都有一定关系，可以咨询医生。如果服的剂量较小、时间较短、药性也较温和，可以跟踪一下胎宝宝的发育情况再决定保或不保。为保险起见，暂时要把自己当孕妈妈看待。

✳ 怀孕早期的其他征兆

困倦：昏昏沉沉，好像总是睡不醒的样子，做什么事都没有精力。这主要是因为此时体内的变化正在消耗你身体的能量。建议孕妈妈多休息，过段时间自然会好。

口渴：口渴是身体的正常信号，表示孕妈妈和胎宝宝需要更多的水分。一天内水分的摄取量以 8 杯为宜（1 杯约 250 毫升），首选白开水。

乳房变化：乳房发胀，有点刺痛的感觉，乳头颜色也会变深，出现小结块。这是因为随着受精卵的着床，体内激素发生改变，乳房也做出相应反应，进而为以后的哺乳做准备。

腹胀：下腹总是胀胀的，有点难受。

尿频：孕早期会因为增大的子宫压迫膀胱而变得尿频。

厌恶某种气味：闻到酒精或烟味会想吐，这其实是胎宝宝的自动保护机制在起作用。

盆腔不适：可能从下腹到盆腔都感到不舒服，但如果只是一侧剧烈疼痛，需在产检时请医生仔细检查，排除宫外孕、卵巢囊肿或阑尾炎等情况。

偏爱某种食物：从前可能没有对某种食物的偏好，现在全都有了，比如特别爱吃鱼、喝橙汁等。

快算算自己的预产期

一旦确诊已怀孕，下一个问题一定是"宝宝什么时候出生呢"。那么怎么样才能获知自己的预产期呢？今天我们就来介绍推算方法。

✳ 提前或推迟都属正常

其实，不论是哪种算法都只能推算宝宝出生的大概时间，不要把它看成是一成不变的确定的分娩日期。在我们多年的产科工作中，遇到的真正在预产期当天出生的宝宝少之又少。

宝宝出生的预产期是从末次月经第一天算起，整个孕期约为 280 天（40 周）。这个日期是否准确，要看自己的月经周期是否遵守 28 天一个周期的规律。如果月经周期较短或较长，那么分娩的日期就可能提前或者推迟。

正常情况下，大多数胎宝宝都会在预产期前后一周内出生。

✳ 计算法

预产期的简单算法：

预产期月份：末次月经月份 –3（或 +9）（大于 3，则 –3；小于等于 3，则 +9）

预产期日期：末次月经日期 +7（如果大于 30，则需 –30，月份相应 +1）

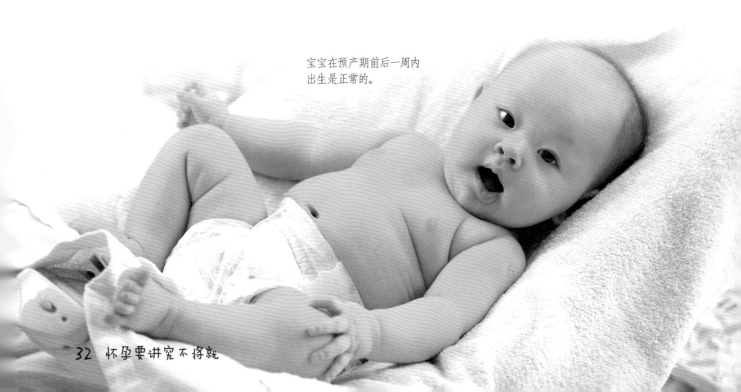

宝宝在预产期前后一周内
出生是正常的。

✱ 表格法

预产期（EDC）表如下（第一行为末次月经的月份和日期，第二行为预产期的月份和日期）。

例如：如果末次月经第 1 天为 2 月 21 日，则宝宝预产期则是 11 月 28 日。

1月	1	2	3	4	5	6	7	8	9	10	11	12	13	14	15	16	17	18	19	20	21	22	23	24	25	26	27	28	29	30	31
10月	8	9	10	11	12	13	14	15	16	17	18	19	20	21	22	23	24	25	26	27	28	29	30	31	1	2	3	4	5	6	7

2月	1	2	3	4	5	6	7	8	9	10	11	12	13	14	15	16	17	18	19	20	21	22	23	24	25	26	27	28
11月	8	9	10	11	12	13	14	15	16	17	18	19	20	21	22	23	24	25	26	27	28	29	30	1	2	3	4	5

3月	1	2	3	4	5	6	7	8	9	10	11	12	13	14	15	16	17	18	19	20	21	22	23	24	25	26	27	28	29	30	31
12月	6	7	8	9	10	11	12	13	14	15	16	17	18	19	20	21	22	23	24	25	26	27	28	29	30	31	1	2	3	4	5

4月	1	2	3	4	5	6	7	8	9	10	11	12	13	14	15	16	17	18	19	20	21	22	23	24	25	26	27	28	29	30
1月	6	7	8	9	10	11	12	13	14	15	16	17	18	19	20	21	22	23	24	25	26	27	28	29	30	31	1	2	3	4

5月	1	2	3	4	5	6	7	8	9	10	11	12	13	14	15	16	17	18	19	20	21	22	23	24	25	26	27	28	29	30	31
2月	5	6	7	8	9	10	11	12	13	14	15	16	17	18	19	20	21	22	23	24	25	26	27	28	1	2	3	4	5	6	7

6月	1	2	3	4	5	6	7	8	9	10	11	12	13	14	15	16	17	18	19	20	21	22	23	24	25	26	27	28	29	30
3月	8	9	10	11	12	13	14	15	16	17	18	19	20	21	22	23	24	25	26	27	28	29	30	31	1	2	3	4	5	6

7月	1	2	3	4	5	6	7	8	9	10	11	12	13	14	15	16	17	18	19	20	21	22	23	24	25	26	27	28	29	30	31
4月	7	8	9	10	11	12	13	14	15	16	17	18	19	20	21	22	23	24	25	26	27	28	29	30	1	2	3	4	5	6	7

8月	1	2	3	4	5	6	7	8	9	10	11	12	13	14	15	16	17	18	19	20	21	22	23	24	25	26	27	28	29	30	31
5月	8	9	10	11	12	13	14	15	16	17	18	19	20	21	22	23	24	25	26	27	28	29	30	31	1	2	3	4	5	6	7

9月	1	2	3	4	5	6	7	8	9	10	11	12	13	14	15	16	17	18	19	20	21	22	23	24	25	26	27	28	29	30
6月	8	9	10	11	12	13	14	15	16	17	18	19	20	21	22	23	24	25	26	27	28	29	30	1	2	3	4	5	6	7

10月	1	2	3	4	5	6	7	8	9	10	11	12	13	14	15	16	17	18	19	20	21	22	23	24	25	26	27	28	29	30	31
7月	8	9	10	11	12	13	14	15	16	17	18	19	20	21	22	23	24	25	26	27	28	29	30	31	1	2	3	4	5	6	7

11月	1	2	3	4	5	6	7	8	9	10	11	12	13	14	15	16	17	18	19	20	21	22	23	24	25	26	27	28	29	30
8月	8	9	10	11	12	13	14	15	16	17	18	19	20	21	22	23	24	25	26	27	28	29	30	31	1	2	3	4	5	6

12月	1	2	3	4	5	6	7	8	9	10	11	12	13	14	15	16	17	18	19	20	21	22	23	24	25	26	27	28	29	30	31
9月	7	8	9	10	11	12	13	14	15	16	17	18	19	20	21	22	23	24	25	26	27	28	29	30	1	2	3	4	5	6	7

这个月，你已经是幸福的孕妈妈了，终于盼到了自己的胎宝宝，这种甜蜜的感觉使你好想告诉全世界的人："我要做妈妈啦！"那就赶紧和准爸爸庆祝一番吧！

5~8 周要事提醒

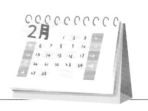

这个月，一些有计划怀孕的孕妈妈可能已经发觉身体的异常，进而经历从怀疑到确认怀孕的过程，情绪也会出现波动。这期间，尽量多与亲友沟通，从而使自己平静地接受并且慢慢适应这种状态。

预防流产是重中之重

避免过度疲劳和长途旅行，避免高强度或动作幅度较大的工作，避免剧烈运动，不做拉伸及压迫腹部的动作。

第 29 天

重视早孕检查

早期产检主要是为了证实孕妈妈怀孕，并确定怀孕周数，进而得到医生的保健指导。通过这次检查，可以及早发现孕早期可能出现的各种疾病，还可以跟医生预约好第一次正式产检的时间。

办好"通行证"，
等宝宝降临

第 41~42 天

及时办理准生证

准生证是宝宝的第一个证件，需要到夫妻中一方户籍所在地乡镇（街道）计划生育办公室办理。这张证明是宝宝降临到这个世界的合法"通行证"，宝宝的出生、上户口及其他的福利都与它有密切关系。

第 35 天

吃酸亦有度

不少孕妈妈孕早期会嗜酸。虽说适当吃酸有助消化，但此时胎宝宝的耐酸度低，摄入过度反而会影响胎宝宝的健康发育。

第 38 天

适量补充维生素 E

维生素 E 有利于胎宝宝的大脑发育和预防习惯性流产，如果孕期缺乏可能会导致胎宝宝发育不良、胎动不安。因此，孕妈妈每日摄入量以 14 毫克为宜。

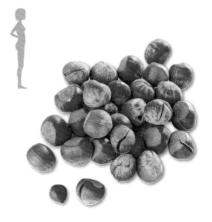

不经意间，有颗种子在一点点地长大。虽然身体会有些不适，但是妈妈知道那是宝宝你成长的好消息。

你的一举一动，都会牵动腹中的胎宝宝哦。

第53天

卸下美丽"装备"

高跟鞋、紧身衣裤和美丽的妆容一直都是爱美女性的追求，但是在孕期，最好暂时卸下这些美丽的"装备"，因为它们可能会伤害到胎宝宝。

第43~44天

适当运动

孕早期，孕妈妈的子宫增大还不明显，适当的运动可以增强孕妈妈对自己身体的控制感，并使其精力充沛，但一定要注重运动细节，提前了解安全注意事项，避免危险的发生。

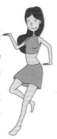

第56天

孕事巧告知

怀孕后，职场孕妈妈应该找好时机，尽早和自己的上司沟通，以便上司及时调整工作计划。

第47天

小心呵护你的宝贝

胎宝宝的重要器官都在这个阶段开始形成，所以特别脆弱，应该避免任何可能发生的危险，以免给胎宝宝带来伤害，造成不可挽回的遗憾。

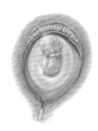

孕 2 月产科专家有问必答

孕 2 月的孕妈妈基本上已经确定怀孕了，而且身体慢慢地发生了一些变化，情绪也有些不稳，虽然有些不适应，但还是得认真开始做"妈妈"了。

月经不规律，是不是很难判断预产期

预产期一般会根据孕妈妈的 B 超、孕史来确定，也可根据妊娠反应的日期、第一次胎动的时间等来推算，月经只是其中的一个参考因素。实际上，即使不确定末次月经时间，只要有以上的种种数据，对产科医生来说，推算预产期就并不复杂。

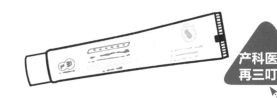

产科医生再三叮嘱

孕妈妈能用药物牙膏吗

许多孕妈妈在怀孕前一直使用药物牙膏，怀孕后不知道是否可以继续使用，药物牙膏中虽然药物的含量微乎其微，但建议孕妈妈最好还是不要使用。孕期最好使用非药物的普通牙膏，并注意餐后漱口。孕期口腔护理是非常重要的一环。

尿频怎么办

尿频是孕妈妈最常有的症状，这是由于子宫变大，向前压迫了膀胱，导致膀胱容量减少，反射性尿意增强。这是生理性的，不需要特别治疗，而且会持续整个孕期。这里需要提醒孕妈妈尽量不要憋尿，以免造成尿路感染，加重尿频。

防辐射服到底买不买

防辐射服的奥秘在于其内部的金属纤维。金属纤维对日常生活中的电脑、手机远场辐射等电磁波辐射有一定的阻挡作用，对近距离在电脑、复印机前工作的孕妈妈能起到一定的防护作用。但是如果遇上超声波就起不到防护作用了。为安全起见，孕妈妈要在怀孕的前 3 个月尽量远离高辐射的电器。防辐射服的时效一般为 3~12 个月，购买时注意面料的生产时间，考虑可洗涤、透气性强、穿着舒适的。

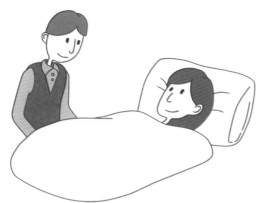

白带增多怎么办

怀孕后，孕妈妈体内雌激素和孕激素增加，致使白带增多，这是正常现象。如果阴道分泌物呈乳白色或者稀薄的雪花膏的颜色，气味不强烈，则属于生理性变化，孕妈妈不用担心。如果白带呈脓样，或带有红色，或有难闻气味，或混有豆腐渣样东西，加之外阴瘙痒时，可能是阴道炎，应立即就医。

刚确定怀孕，可老是腹痛是怎么回事

一般来说，孕早期子宫因怀孕而变大，会由于其韧带受拉扯产生轻微的腹痛，这种情况通常会在两三周后消失。如果腹痛较严重并且具有持续性，孕妈妈就一定要重视起来。因为这种腹痛也有可能是由疾病引起的，如流产、宫外孕、子宫肌瘤、卵巢肿瘤和急性盲肠炎等，要及时就医，以便尽早处理和治疗，切不可掉以轻心。

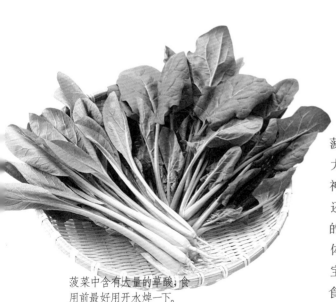

菠菜中含有大量的草酸；食用前最好用开水焯一下。

孕妈妈可以大量吃菠菜来补充叶酸吗

菠菜含有丰富的叶酸，名列蔬菜之榜首。叶酸的最大功能是保护胎宝宝免受脊柱裂、脑积水、无脑等神经系统畸形之害，同时，菠菜富含的 B 族维生素还可预防孕妈妈盆腔感染、精神抑郁、失眠等常见的孕期并发症。但菠菜含草酸也多，草酸可干扰人体对铁、锌等微量元素的吸收，会对孕妈妈和胎宝宝的健康带来损害。因此孕妈妈不要过量吃菠菜，食用前最好放入开水中焯一下，使大部分草酸溶入水中之后再食用。

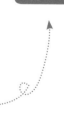

产科医生
再三叮嘱

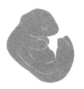

宝宝：此时胎宝宝虽然像一颗小豆子，但五官的位置已有小窝窝，还伸出了小芽般的四肢。中枢神经系统开始发育，呼吸管也开始出现，心脏已分出左右心房。

享受星级产检

对许多孕妈妈来说，产检是一件令人头疼的事，不仅繁多的检查项目令人头晕目眩，在医院里走来走去也让身体很疲倦。所以最好提前了解一下产检项目，做到心中有数，然后带一点小零食和水果，以便及时补充体力。最好能让家人陪同，以免去自己排队、取化验单的烦恼。

✳ 本月产检项目

本月的产前检查，孕妈妈可能会做的项目有：

☐ 腹部B超检查

☐ 血红蛋白及血细胞比容的检查（检查是否有贫血现象）

☐ 营养方面的咨询

☐ 体重及血压检查

☐ 验尿

☐ 与医生讨论你的感觉和关心的问题

（以上项目可作为孕妈妈产检参考，具体产检项目以医院及医生提供的建议为准。）

✳ 专家解读产检报告

胎囊：只在孕早期出现，位于子宫的宫底、前壁、后壁、上部或中部，形态圆形或椭圆形、清晰的为正常；不规则形、模糊，位于子宫下部的为异常。伴有腹痛或阴道流血时，则有流产的征兆。

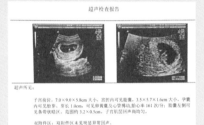

超声检查报告

子宫前位，7.0×9.0×5.8cm大小，宫腔内可见胎囊，3.5×5.7×1.6cm大小，囊内可见胎芽，芽长1.0cm，可见胎囊囊及心管搏动，胎心率 161 次/分；胎囊左侧可见条带状回声，范围约 3.2×0.5cm。子宫肌层回声尚均匀。

双附件区：双侧件区未见明显异常回声。

胎芽：孕2月做B超检查，可以看到胎芽为正常。

胎心：孕2月，通过B超检测到胎心为正常。

✳ 产检前你需要注意这些

女性的尿道口和阴道口比较近，如不注意的话，尿液往往会被白带污染，不能真实地反映尿液的情况，所以必须留中段尿。留尿时，先把前半段的尿液解掉，留取中间一段的清洁尿去化验，这样得出的化验结果比较真实。

05

01 02 03 04 06 07 08 09 10 11 12 13 14 15 16 17 18 19

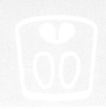

体重管理小秘书：注意饮食结构营养均衡，避免孕期体重增长过快或过慢。

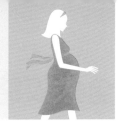

妈妈：月经停止了，阴道分泌物增多，乳房增大。

发现怀孕后再吃叶酸还有用吗

不少孕妈妈是意外怀孕，之前并没有提前补充叶酸，当发现自己怀孕时，第一反应就是"完了，还没吃叶酸呐，孩子会不会畸形"。其实也不用太过担心，让我们一起来看看专家怎么说。

※ 不是所有孕妈妈都缺乏叶酸

事实上，并不是所有的孕妈妈都缺乏叶酸。因为叶酸广泛存在于动植物类食品中，尤以酵母、肝及绿叶蔬菜中含量比较多。但由于叶酸遇光、遇热后就变得不稳定，容易失去活性，所以人体真正能从食物中获得的叶酸并不多。

而且相对来说，孕期是一个比较特殊的生理阶段，各种营养素的需求都比平时要多，尤其是叶酸。

因此，如果计划怀孕或已经怀孕，可在医生的指导下在合适的时期补充合适的叶酸剂量，让叶酸补充更有针对性，这将更有利于孕妈妈和胎宝宝的健康。

※ 从现在起，将叶酸补起来

即便孕前没有补充叶酸，但是从发现怀孕后再开始补充，仍然有助于降低胎宝宝发育异常的危险。因为在怀孕后的前3个月，正是胎宝宝神经管发育的关键时期，孕妈妈从现在起，将叶酸补起来，可以明显减少胎宝宝神经管畸形的风险。

※ 之前缺失的，现在没有必要多补

我们都知道，孕期补充叶酸是非常必要的。但是过量摄入叶酸会导致胎宝宝受到某些进行性、未知的神经损害的危险增加。研究显示，孕妈妈对叶酸的日摄入量可耐受上限为1毫克。因此，补充叶酸虽然必要，但是也不能过量，之前缺失的，也没有必要多补，否则对身体一样有害无益。除此之外，长期过量服用叶酸还会干扰孕妈妈的锌代谢，影响胎宝宝发育。

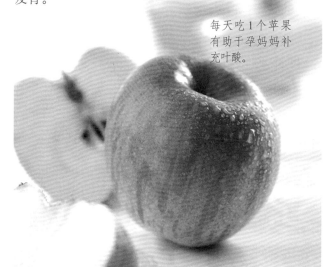

每天吃1个苹果有助于孕妈妈补充叶酸。

(22) (23) (24) (25) (26) (27) (28) (29) (30) (31) (32) (33) (34) (35) (36) (37) (38) (39) (40)

孕妈妈食品安全大攻略

在当今社会，食品安全问题层出不穷，而对于孕妈妈来说更要谨慎，否则稍不留神，摄入的"毒素"就会危害到胎宝宝。

✱ 6招让你远离食品危险

现在的食品问题的确令人堪忧。那么如何才能远离这些食品危险呢？

1. 购买有机蔬果，不仅能预防吃进残留的农药，还能有效补充维生素C和植物多酚。

2. 蔬果应放在空气流通处，能有效降低农药残留。

3. 在水龙头下反复清洗蔬果有利于清除农药。

4. 选择通过检疫的动物肉，尽量避免吃到瘦肉精。

5. 不买过红或过白的海鲜，可以有效规避环境污染及人工添加剂的问题。

6. 注意食品成分，小心抗氧化剂及人工合成色素等食品添加剂。

✱ 路边摊最好别光顾了

在街头巷尾，像烤串之类的小吃总是香气扑鼻，可是为了母胎健康，孕妈妈最好别光顾这些路边摊了。主要是因为这些摊位未经卫生部门批准，暴露在马路边，其卫生状况毫无保证；摊主一般都无健康证；各类用具基本不清洗，遑论消毒；制作原料、调料等多为低劣产品。

✱ 孕妈妈要远离的食物

怀孕了，为保证母胎健康，孕妈妈忍痛"抛弃"了许多孕前爱吃但是不卫生的路边摊，但是除此之外，许多平时健康或者习以为常的食物，孕妈妈也需要小心，千万不要贪图一时的美味而影响了胎宝宝。那么孕妈妈应该远离哪些食物呢？

食物名称	不宜食用的原因
螃蟹	性寒凉，有活血去瘀之效，易致流产
甲鱼	性味咸寒，有通血络、散瘀伤之效，易致流产
薏米	对子宫平滑肌有兴奋作用，可促使子宫收缩，易诱发流产
山楂	对子宫有兴奋作用，易致流产
味精	主要成分谷氨酸钠易与锌结合，导致孕妈妈体内缺锌
久存土豆	生物碱含量比较高，易致胎宝宝畸形
热性佐料	消耗肠道水分致便秘，易引起流产
爆米花	有些含铅，会影响胎宝宝大脑发育
油条	含铝，过量的铝会损害胎宝宝的脑神经
煎炸食品	影响胎宝宝大脑健康，还会引发妊娠高血压

这样做，远离流产

本周是流产的高发期，孕妈妈要怎么做才能远离流产呢?

✳ 先兆流产为哪般

先兆流产指孕 28 周前，先出现少量的阴道流血，继而出现阵发性下腹痛或腰痛，盆腔检查宫口未开、胎膜完整、无妊娠物排出，子宫大小与孕周相符的情况。若症状加重，可能发展为流产。那么究竟是什么原因引起的先兆流产呢?

染色体异常

这是流产的主要原因。夫妻中如有一人染色体异常，便可传至子代。

母体因素

1. 全身性疾病，如高热、缺血、缺氧性疾病等。

2. 内分泌异常，如黄体功能不足、甲状腺功能低下等。

3. 免疫功能异常。

4. 严重营养缺乏。

5. 不良习惯，如吸烟、酗酒、过量饮用咖啡或使用毒品。

6. 环境中的不良因素，如甲醛、苯、铅等有害化学物质。

7. 子宫缺陷，如先天性子宫畸形、子宫黏膜下肌瘤、宫腔粘连等。

8. 创伤，如挤压腹部或快速撞击，甚至手术等。

9. 情感创伤，如过度恐惧、忧伤等。

✳ 生活好习惯，流产靠边站

不要过度饮酒:偶尔轻微的酒精摄入不会给胎宝宝带来影响，但是大量饮酒只需一次就足以让你遗憾终生。

不要盲目减肥:孕期通过节食来减肥，会导致营养摄入不足，进而可能使胎宝宝停止发育。

拒绝咖啡:对咖啡的依赖会加大流产、畸形儿的概率，因为咖啡因可导致 DNA 损害及染色体畸变。

避免生活不规律:生活不规律将直接导致内分泌紊乱，造成孕妈妈身体虚弱，引发流产。

避免情绪紧张:情绪紧张可能会影响免疫系统，使内分泌功能失调，从而导致流产。

远离有害化妆品:指甲油之类的化妆品往往含有酞酸酯，若长期被人体吸收，容易引起孕妈妈流产及生出畸形儿。

躲开噪声的侵害:高分贝噪声可损害胎宝宝的听觉器官，并使孕妈妈内分泌功能紊乱，易引起流产。

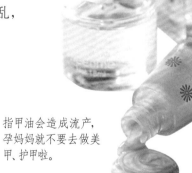

指甲油会造成流产，孕妈妈就不要去做美甲、护甲啦。

宝宝：此时胎宝宝看起来像个小蝌蚪，已经有了自主的心跳，可达到每分钟140~150次，是孕妈妈心跳的两倍。

专家说孕吐

孕吐是保护腹中胎宝宝的一种本能。人们日常进食的各种食物中常含有微量毒素，但对健康并不构成威胁。可孕妈妈不同，这些毒素一旦进入胚胎，就会影响胎宝宝的正常生长发育，所以胎宝宝就分泌大量激素，增强孕妈妈嗅觉和呕吐中枢的敏感性，以便最大限度地将毒素"拒之门外"，确保胎宝宝自身的正常发育。

❊ 孕吐会影响胎宝宝发育吗

孕吐到来的时候，孕妈妈会担心胎宝宝的营养跟不上。其实不用担心，此时胎宝宝的营养需求相对较少，而且会从孕妈妈的血液里直接获得，所以无需担心。

❊ 不可自行用药止吐

如果孕吐过于厉害，严重影响孕妈妈的营养摄入，便会导致孕妈妈体重严重下降、抵抗力降低，影响胎宝宝的生长需求，此时就要及时去医院，与产科医生进行沟通，由医生根据症状来决定是否需要服用止吐药物。但孕妈妈绝对不可自行服用止吐药，以防用药不当，影响胎宝宝发育。

❊ 孕吐啥时候结束

孕期呕吐症状一般在孕12周左右自行消失。虽然孕吐暂时影响了营养的均衡吸收，但是孕早期胎宝宝的营养需求相对较少，因此孕妈妈不用担心孕吐会影响胎宝宝的营养供给。

❊ 民间孕吐小偏方的真与假

孕妈妈一定听说过一些民间治疗孕吐的小偏方。这些偏方都被传得非常有效，对于这些小偏方，孕妈妈要谨慎对待。如果制作偏方的食材都是孕期可以食用的日常食物，尽管未必真的有效，但是吃了也不会伤害身体，孕妈妈吃了也无妨。但如果偏方中含有中药材或者孕期忌食的药物或者食材，孕妈妈一定不要尝试。

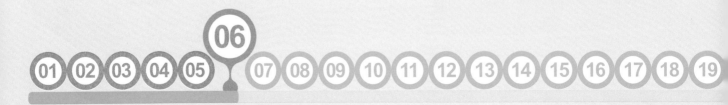

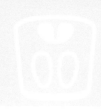

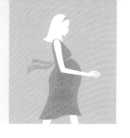

妈妈：孕吐很快就会过去，孕妈妈要有信心哦！

✳ 快速止吐有妙招

怀孕之后，有些孕妈妈爱吃酸味食物，这是因为酸味能够刺激胃液分泌，提高消化酶的活力，促进胃肠蠕动，增进食欲，利于食物的消化吸收。营养学家主张孕妈妈的饮食应以"喜纳适口"为原则，尽量满足其饮食的嗜好。但应忌食油腻和不易消化的食物，多喝水，多吃水果、蔬菜。少食多餐，每隔两三小时进食一次，食物品种要多样化。

新鲜蔬果的清香有益于缓解恶心和呕吐，孕妈妈可以时常准备一些新鲜水果，也可以在手帕上滴几滴不会感到恶心的果汁（如柠檬汁），当闻到"难闻"的气味时可应急使用。另外，适当吃些凉拌菜会让孕妈妈胃口好一些。

生姜可以缓解孕吐。孕妈妈孕吐时，不妨冲一些生姜汁饮用，或者口含一片生姜。新鲜蔬果的清香有益于平缓恶心和呕吐，孕妈妈可以在包内带些蔬果。也可以早上起床后，服一小勺蜂蜜，缓解孕吐后低血糖的症状。

✳ 体重减轻，原来是孕吐惹的事

部分孕妈妈妊娠反应严重，呕吐频繁，食欲缺乏，增加了孕妈妈孕期的痛苦，还可能出现体重下降的现象。如果孕吐不是持续的剧吐，体重稍微有所下降就不必担心。如果属于剧烈呕吐，任何食物都吃不下，体重严重下降，这不仅仅影响孕妈妈健康，也会给胎宝宝发育造成影响。这种情况要到医院就诊，根据医生的建议补充营养剂。

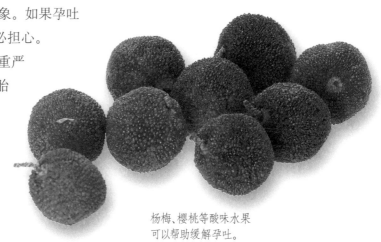

杨梅、樱桃等酸味水果
可以帮助缓解孕吐。

素颜更美丽

为了胎宝宝的健康，孕妈妈要谨慎化妆。因为现在市场上的化妆品质量良莠不齐，如果不小心使用了含有有毒成分化妆品，对母胎的伤害是不可估量的。即使品质有保障的化妆品，也含有一定量对胎宝宝有害的化学成分，可以渗透孕妈妈的体液循环中，影响胎宝宝发育。

✳ 正确选用基础护肤品

虽然怀孕以后不建议化妆，但是也不能忽视皮肤保养。孕妈妈可以选择没有刺激成分、不含香料的保湿润肤品，也就是基础护肤品。现在市面上有专门的孕妇专用护肤品，孕妈妈最好到正规商场或超市选择正规品牌的产品。只要做好基础护理，一样可以做个皮肤细嫩，孕味十足的美妈。

✳ 告别指甲油、口红等彩妆

指甲油、洗甲水之类的化妆品往往含有酞酸酯，若长期被孕妈妈吸收，很容易引起流产及生出畸形儿。

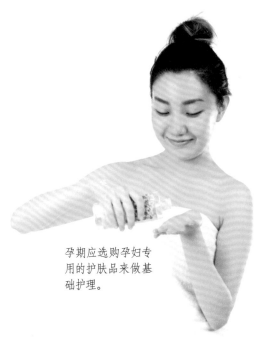

孕期应选购孕妇专用的护肤品来做基础护理。

口红中的油脂通常采用羊毛脂，羊毛脂除了会吸附空气中各种对人体有害的重金属微量元素以外，还可能吸附大肠杆菌，且有一定的渗透性。孕妈妈涂口红后，空气中的一些有害物质就容易被吸附在嘴唇上，并随着唾液侵入体内，使胎宝宝受害。

此外，皮肤美白及祛斑类化妆品中因为含有无机汞盐和氢醌等有毒的化学药品，经常接触会导致染色体畸变率升高。这些有毒物质还可经胎盘转运给胎宝宝，使细胞生长和胚胎发育速度减慢，导致胎宝宝发育异常。

✳ 远离二手香水

许多香水中添加的化工原料（或称人工香料）都具有一定的毒性，会影响胎宝宝的正常发育。另外，天然香料大部分都有活血通经的作用，对孕妈妈会有一定影响。

也许孕妈妈知道香水有毒，不再使用，但办公室里的香水也会给你带来困扰。如果办公室里有人喷香水，你可以向她婉转表达自己的意见。孕妈妈也可以主动换到一个空气流通比较好的位置，以免受香水之害。

看看都需要办什么证件

生宝宝可不只是孕妈妈一个人或者一个家庭的事情，还与整个社会相关，因为宝宝一旦出生，就预示着其社会性发展的开始。所以，为了以后宝宝能顺利进入这个社会，有些证件是需要提前计划和及时办理的。

✱ 准生证

准生证就是计划生育服务证，是宝宝降临到这个世界的合法"通行证"，其出生、上户口及其他的福利都与它有密切关系。

所需材料：夫妻双方户口本和身份证；结婚证原件和复印件；夫妻双方的初婚初育证明，可以由工作单位或户口所在地居委会开具，加盖公章；女方1寸免冠照片1张。各个街道计生办所需要的相关证明材料可能会有差异，所以孕妈准爸最好提前咨询。

办理单位：夫妻中一方户籍所在地乡镇（街道）计生办。

✱ 出生证

出生证也就是出生医学证明。孕妈妈在待产入院时，医院会要求你填写《出生医学证明自填单》，主要填写项目包括婴儿姓名、父母姓名和身份证号、居住地址、婴儿户口申报地、产房以及床位号等。填写时一定要小心认真，因为自填单一经填写便不可更改。如果不小心填写错误，需要申领一张新的自填单。自填单是为出院时填写《出生医学证明》做准备的，出生证是宝宝的第一份人生档案，与以后办理预防接种证、上户口、上学乃至出国留学都有极大关系。

✱ 二胎证

生育第二胎需要先向女方户籍所在地的镇人民政府或者街道办事处（具体部门是人口计生科）申请二胎证。

所需材料：夫妻双方的身份证、户籍证明、婚姻状况证明、已有子女状况的证明（该证明文本由计生科提供）和相关证明材料。提出申请后，需经区、镇（街道）两级计划生育部门审核同意之后才可以生育。

此外，上户口和预防接种证的办理也是宝宝出生后重点要关注的事情，需要谨记。

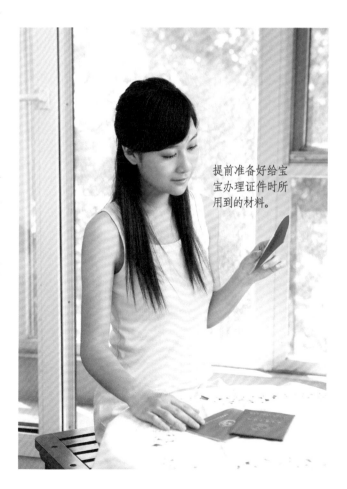

提前准备好给宝宝办理证件时所用到的材料。

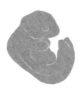

宝宝：此时胎宝宝像一个小橄榄，尾巴消失了，眼睛、鼻孔、嘴唇、舌头等开始形成，小胳膊和腿也长长了许多。肝、肾、肺、肠道和内部性器官的形成已经接近尾声。

"保"还是"不保"，专家有话说

孕2月，胎宝宝还很不稳定，孕妈妈在日常生活中要小心。若是出现轻微腹痛、阴道流血等先兆流产症状，要先稳定情绪，第一时间到医院就诊。该不该保胎、如何保胎都要经医生检查后再做决定。切忌自行盲目保胎，否则可能会导致更严重的后果。

✳ 一切正常，无需保胎

现在要求保胎的孕妈妈越来越多，其主要原因是工作压力大。此外，大龄和环境污染等也是导致保胎人数增加的一大原因。

如果是有习惯性流产史、不孕不育史以及阴道流血和腹痛等症状的孕妈妈，医生通常会建议保胎。若经医生检查一切正常，而单单因为恐惧就要求保胎的话，是不值得提倡的。

✳ 阴道流血、腹痛——流产第一信号

流产的第一信号就是腹痛和阴道流血。如果孕妈妈发现阴道有少量流血，下腹有轻微疼痛、下坠感或者感觉腰酸，可能就是流产的前兆，也是胎宝宝给你传递的"危险信号"，要引起注意，及时治疗。

✳ 为什么医生都关注黄体酮和 HCG

黄体酮和 HCG 水平能准确反映孕妈妈身体状况是否属于正常妊娠状态，若出现异常，则需在医生的指导下进行保胎治疗。

在保胎期间，激素水平低、黄体功能不良的孕妈妈，一般会通过注射或口服来补充黄体酮，医生也会建议孕妈妈卧床休息，定期复查，保持情绪稳定，并补充足够的营养。

如果胚胎正常，经过休息和治疗后，黄体酮和 HCG 保持在正常范围内，胎宝宝会正常发育。

但如果胚胎是染色体异常、无病毒感染或其他问题，孕妈妈不可盲目保胎，要努力让自己接受流产的事实。经过一段时间的休息，待医生确认身体得到恢复以后，再计划怀孕。

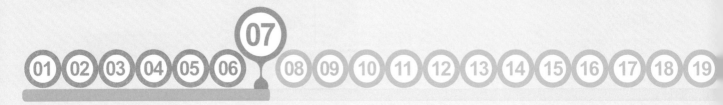

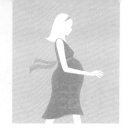
✳ 胚胎停育，找到原因是关键

医学上将孕早期胚胎停止发育的现象称为胚胎停育。没有一个孕妈妈愿意发生这样的事情，待心情稍微平复，可配合医生一起找到胚胎停育的原因，以便下次怀孕更加注意。造成胚胎停育的原因有很多，内分泌失调、子宫异常、生殖道感染、母胎之间免疫不适应，以及染色体问题都可能导致胚胎停育。若孕妈妈不幸被确诊为胚胎停育，最好在医生的指导下做人工流产处理。胚胎停育不宜采用药流，否则不易完全排净。

✳ 先兆流产，这样保胎

对于先兆流产的孕妈妈来说，应该怎么保胎呢？

卧床休息，严禁性生活，避免重复的阴道检查，少做下蹲动作，避免颠簸和剧烈运动，尽可能避免便秘和腹泻。

焦虑、恐惧等不良情绪易加重流产症状，应保持心情舒畅，以利安胎。

保胎期间除了需要卧床静养外，更重要的是放松心情。

原则上保胎时间为 2 周，2 周后症状还没有好转的，则表明胚胎可能出现了发育异常，需进行 B 超检查及 β-HCG 测定，以判断胚胎的情况，并采取相应的处理办法。

✳ 保胎生出的宝宝健康吗

先兆流产的孕妈妈到正规医院做检查后，若医生建议保胎，则意味着有条件保胎，胎宝宝各项发育指标都能达到正常、健康的水平，否则医生是不会建议保胎的。事实上，那些保胎成功的宝宝绝大多数出生后都很健康。

✳ 保胎≠自行在家卧床静养

当出现阴道出血症状时，一味地在家卧床静养是很不科学的做法，甚至会引发危险。这时候最好到医院，由医生确认是宫内孕还是宫外孕，如果为宫内孕且孕妈妈身体无异常，胎儿发育正常，医生一般会建议进行保胎。

职场孕妈轻松怀娃

肚子里有了爱的结晶，职场中的孕妈妈可能再也不能像以前一样叱咤风云了，但是也不能漫不经心。那么该如何平衡这两者呢？那就"专时专干"。工作时间全心全意，下班回家注重饮食休息，这个孕期既要过得轻松愉快，还要有价值感哟。

✳ 每工作 2 小时休息 10 分钟

建议孕妈妈最好每隔 2 小时左右休息 10 分钟。这段时间可以通过深呼吸来放松，进而使自己接下来的工作状态更佳。

✳ 少与复印机打交道

复印机使用时会产生臭氧，使人头痛和眩晕，还会释放一些有毒的气体。如果孕妈妈的办公室里有复印机，最好把它放在空气流通处。同时因其辐射对胎宝宝有影响，孕期就不要频繁操作复印机了，请同事代劳吧。

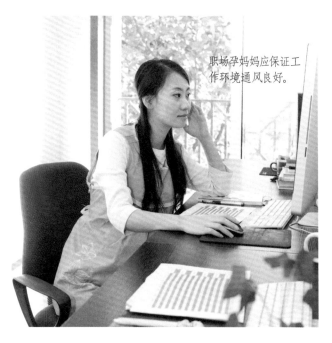

职场孕妈妈应保证工作环境通风良好。

✳ 怎样吃好工作餐

对于职场孕妈来说，怎样吃好工作餐是一个不容忽视的问题。

1. 要"挑食"。孕期最好从营养的角度出发，降低对口味的要求，避免吃到对胎宝宝不利的食物。一顿饭做到米饭、鱼、肉、蔬菜都有，同类食物有好几种。如果工作餐品质实在一般，那就每次只吃七成饱，带一点坚果、水果、酸奶、可以直接生吃的蔬菜，在工作间隙补充营养。

油炸类食品最好不要食用，因为在制作过程中使用的食用油大多是回锅油，其中有很多有害物质。另外，孕妈妈要少吃咸，以防止体内水钠潴留，引起血压上升或双脚水肿。其他辛辣、味重的食物也应明智地拒绝。孕妈妈最好在午饭前 1 个小时吃个水果，以补充维生素，弥补吃新鲜蔬菜不足的状况。

2. 要"按时"。由于职业的缘故，有些孕妈妈无法保证正常上下班、按时吃工作餐等，生活变得不规律。即使工作不定时，工作餐也应按时吃，不要贪图方便吃泡面、路边摊等一些没有营养的食物。规律的饮食对孕妈妈的健康和胎宝宝的成长是非常必要的。

二胎孕妈不忙乱

随着政策的开放，眼下不少孕妈妈都开始怀二宝。二胎孕妈对怀孕这件事可谓驾轻就熟，相信这个孕期会过得稳定而又愉快。

✳ 大宝的早教也是二宝的胎教

毋庸置疑，多一个孩子就会多一份责任和压力。既要做好大宝的早教，又要给肚子里的二宝做好胎教，可能还要承受工作的压力，相信爱你的家人会替你分担一部分"工作"。可是，妈妈的角色是任何人都无法代替的，要亲力亲为。其实，你在给大宝讲故事、听儿歌的时候，二宝也在听着呢。另外，懂事的大宝也许还会提前进入哥哥或是姐姐的角色呢，这样温馨有爱的互动一定会让你对自己的"教育工作"更有信心吧。

✳ 二胎孕妈，保证睡眠很关键

据专家讲，促进胎宝宝生长的激素会在孕妈妈睡眠时由脑下垂体产生。二胎孕妈除了要带大宝外，还要忍受怀孕本身带来的诸多不适，这些都会影响到睡眠。那么怎样才能改善睡眠呢？

一要充足。最好不要少于 8 小时。若因工作睡不了午觉，应在晚上早些入睡。

二要优质。①养成规律的睡眠习惯。每天在同一时间入睡或起床。②保证良好的室内环境。适宜的室内温度为 20~23℃，湿度为 40%~60%。要经常通风，并配合使用室内空气净化器。③准备舒适的卧具。以全棕床垫或硬板床上铺 9 厘米厚的棉垫为宜，并注意松软、高低要适宜。④此外，临睡前喝杯牛奶、泡泡脚或和准爸爸聊聊天使精神放松，都有助于促进睡眠。

✳ 别忘记吃早餐

有些孕妈妈上班为了赶时间，常常会忘记吃早餐。但是在孕期应尽量吃过早餐再上班，也可以在前一天晚上准备好可以即热即食的早餐。哪怕只是吃一小把坚果、喝一小袋牛奶、吃几片面包，也比饿着肚子要来得健康。切记，早餐是最宝贵的第一餐，可以为胎宝宝提供好营养，因此一定要吃早餐，而且要保证质量。

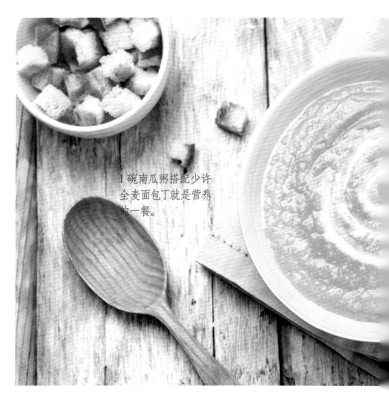

1 碗南瓜粥搭配少许全麦面包丁就是营养的一餐。

宝宝：此时胎宝宝脑细胞的初级神经已经形成，五官也开始形成，大部分内脏器官已经初具规模，心跳也已经正常。

专家说B超：绝不是每月一"超"

B超是产检时不可或缺的项目，可以方便、准确地检查出胎宝宝的发育情况。及早发现一些特殊情况，是保证胎宝宝和孕妈妈孕期健康、安全的有效手段。大部分孕妈妈对B超检查的了解都停留在表面，不够全面和深入。现在就来听听专家是怎么解读B超的吧。

✱ 真相！孕期B超不是越多越好

孕期B超检查是产检的重要项目，它能检查胎宝宝的生长和健康情况。不过B超对胎宝宝是有一定危害的，虽然这种危害很小，但也要谨慎，孕期B超不是越多越好。

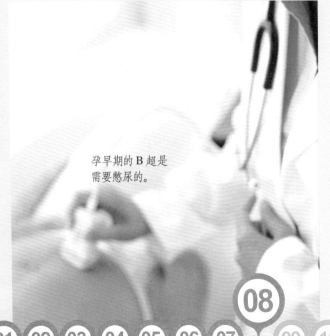

孕早期的B超是需要憋尿的。

一般而言，B超检查时间不宜过早，孕6周以内医生通常不建议孕妈妈做B超。但特殊情况例外，如孕早期有阴道出血或腹痛症状，则需通过B超来确定是否宫内妊娠。

B超对胎宝宝的影响关键在于超声的剂量，其剂量除了与仪器的功率大小有关外，另一相关因素是辐射时间。因此专家建议去正规医院做B超，且务必要缩短时间，以使危害降到最低。

✱ 整个孕期需要做几次B超

正常情况下，孕期产检需要做4次B超。

第1次应在孕7~13周：可以确定怀的是单胎还是多胎，并可测量胎宝宝的大小以确定预产期。

第2次应在孕18~24周：可以了解胎宝宝的生长发育情况，还可以及早发现是否有畸形。

第3次应在孕30~34周：可以观察胎宝宝胎位及大小、胎盘位置、羊水量等。

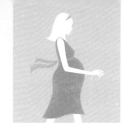
第 4 次应在孕 37~38 周：这时胎宝宝已足月，B 超检查可以帮助孕妈妈了解最后的胎位、胎宝宝体重、估计胎盘成熟度、羊水量。这是临产前最后的评估，对决定分娩方式有重要意义。

但是有特殊情况的孕妈妈，如出现腹痛、阴道流血、胎动频繁或减少等异常现象或大龄孕妈妈，需根据医生检查情况适当增加 B 超检查次数。对孕妈妈来讲，整个孕期需要做几次 B 超，听从医生意见就可以。

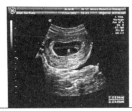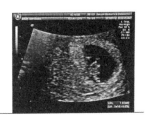

超声所见：

　　子宫前位，7.0×9.0×5.8cm 大小，宫腔内可见胎囊，3.5×5.7×1.6cm 大小，孕囊内可见胎芽、芽长 1.0cm，可见卵黄囊及心管搏动，胎心率 161 次/分；胎囊左侧可见条带状暗区，范围约 3.2×0.5cm。子宫肌层回声尚均匀。

双附件区：双附件区未见明显异常回声。

超声提示：

宫内早孕 活胎
超声估计孕 7 周+1 天
宫腔积液

❋ 做 B 超都需要憋尿吗

产检做 B 超时并不是都要憋尿。腹部 B 超通常要憋尿，这是为了利用充盈的膀胱帮助看清子宫以及输卵管、卵巢等。阴道 B 超则要在检查前排空尿液，且由于接近子宫和卵巢，图像清晰分辨率高，检查结果较准确。孕妈妈可以事先咨询医生，以便提前了解。

❋ 二维、三维、四维 B 超都是啥

二维 B 超也就是普通 B 超，能看出胎宝宝内脏、骨骼、大小及形态是否有异常。三维彩超更为先进，是在二维的基础上，增加具有立体成像、图像旋转及高平面图像分析的功能。四维彩超则能直观、立体地显示胎宝宝器官的三维结构及动态，不仅能显示胎宝宝的呼吸和运动，还可以让孕妈妈和准爸爸亲眼目睹胎宝宝的一举一动和乖巧面容。更为重要的是，四维彩超能够多方位、多角度地观察宫内胎宝宝的生长发育情况。不过"彩超"并不是"彩色的 B 超"那么简单，无论是三维彩超还是四维彩超，报告单上的图片都是黑白的，孕妈准爸想要真切地看到自己的宝宝，还是要耐心等到分娩后。

孕吐时怎样健康吃酸

孕妈妈在孕早期会比较喜欢吃酸的食物，因为酸的食物有利于食物的消化吸收，还可以缓解不适，增进食欲。但孕妈妈不宜随便吃酸食，否则会对自己和胎宝宝不利。

✳ 吃酸有利于钙、铁的吸收

从营养角度来看，一般怀孕两三个月后，胎宝宝的骨骼开始形成，而骨骼中钙的沉积需要酸性物质的参与。孕妈妈适量吃酸性食物有利于铁的吸收，促进血红蛋白的生成，使孕妈妈孕期不贫血。吃酸还可以为胎宝宝提供较多的维生素 C，对胎宝宝细胞基质的形成、结缔组织的产生、心血管的生长发育以及造血系统的健全都有着重要的作用。

✳ 酸菜、山楂不宜吃

并不是所有酸的食物都适合孕妈妈吃。人工腌制的酸菜、醋制品虽然有一定的酸味，但维生素、蛋白质等多种营养几乎丧失殆尽，而且腌菜中的致癌物质亚硝酸盐含量较高，过多食用显然对孕妈妈和胎宝宝的健康无益。山楂酸酸甜甜，可口消食，但它可能会引起宫缩，引发流产，即使是山楂制品也不例外，为防万一孕妈妈还是少吃为妙。

✳ 西红柿、酸奶可多吃

喜欢吃酸的孕妈妈，最好选择既有酸味又营养丰富的西红柿、樱桃、杨梅、石榴、橘子、酸枣、葡萄、青苹果等新鲜蔬果，也可以每天喝一杯酸奶。这样既能改善胃和肠道的不适，也可增进食欲，加强营养，有利于胎宝宝的成长，一举多得。

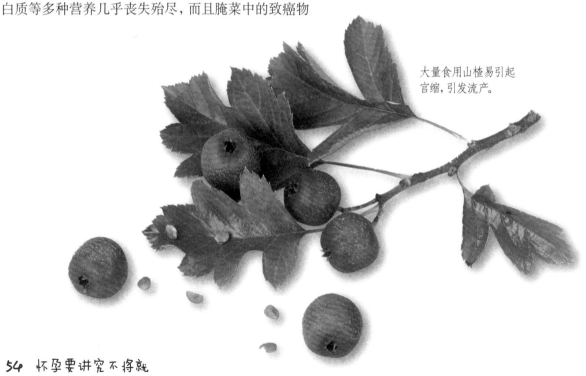

大量食用山楂易引起宫缩，引发流产。

最容易忽视的营养素

除了必要的食物营养之外，还有 3 种营养素是整个孕期必需的，却常常被孕妈妈忽视。有了胎宝宝的你，可要及时给自己补充这几种营养。

✳ 水

水占人体体重的 70% 左右，是体液的主要成分。要知道调节体内各组织的功能、维持正常的物质代谢都离不开水。缺水不仅会让人产生干渴的感觉，还会影响体液的电解质平衡和养分的运送。所以孕妈妈要养成爱喝水的习惯，但也不宜过多。如果摄入过多，无法及时排出，多余的水分潴留在体内，会引起或者加重水肿。孕妈妈可以根据季节和身体状况调节摄入水量，每天喝水在 1~1.5 升之间为宜，一般不宜超过 2 升。

✳ 新鲜空气

有些孕妈妈因为怕感冒，屋内常年不开窗，因此使得新鲜空气无法流通，这会损害孕妈妈的健康。因此，一定要注意室内空气的清新。另外，现在有不少公共场所采用完全密闭形式的窗户，比如机场候机厅、图书馆、阅览室等，这使室内容易积聚人群呼出的废气，新鲜空气却没法流进来，虽然这些场所都可以做到足够的通风，不会影响一般人的身体健康，但是对于需要更多新鲜空气的孕妈妈，最好还是避免去这样的场所。如果孕妈妈的工作单位是中央空调，最好工作一两个小时就到户外透透气，呼吸一下新鲜空气。

✳ 阳光

晒太阳能够促进人体合成维生素 D，进而促进钙质的吸收，预防胎宝宝患先天性佝偻病。孕妈妈在晒太阳时，冬天每天一般不应少于 1 个小时，夏天需要半个小时左右，特别是长期在室内工作的孕妈妈，晒太阳尤为重要。值得注意的是，肤色较深的孕妈妈比肤色较浅的孕妈妈需要更多光照。

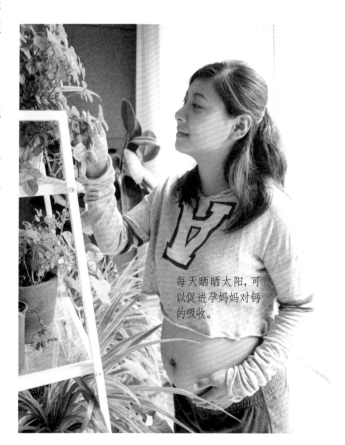

每天晒晒太阳，可以促进孕妈妈对钙的吸收。

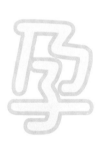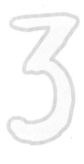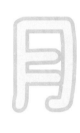

孕3月

　　这个月往往是妊娠反应最激烈的时候，而此时胎宝宝仍然处于大脑发育高峰期，为了自身和胎宝宝的健康，学会经常对自己说：加油！

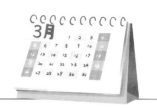

9~12 周要事提醒

进入孕 3 月，妊娠反应还在继续，但是会逐渐减轻。而且本月孕妈妈还将接受第一次系统的产检，并到医院建档，以便在孕期接下来的日子里按医生要求做好定期检查，保证母胎健康和顺利分娩。

按摩可有效预防妊娠纹

建议从此时起，坚持做轻柔的腹部按摩，并制订一个按摩时间表，督促自己按时进行，可在一定程度上预防妊娠纹的生成。

第 57 天

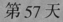

控制食盐摄入量

从现在开始，孕妈妈要减少食盐量，因为盐中含有大量的钠。在孕期，如果体内的钠含量过高，则会形成水肿并使血压升高。但是长期低盐也有副作用，因此孕妈妈每日的摄盐量以不超过 6 克为宜。

**排除异常，
孕妈妈更安心**

第 63 天

远离噪声

严重的噪声会影响胎宝宝正常发育，还会使孕妈妈内分泌功能紊乱及体内激素水平失衡，引起子宫强烈收缩，导致不良后果，因此要特别警惕。

第 69~70 天

染色体异常早发现

如果孕妈妈年龄较大，怀过缺陷胎儿，或有家族遗传病史，医生可能建议进行绒毛活检。绒毛活检是一种遗传诊断取样手段，通过做胎儿染色体分析来诊断胎宝宝是否有唐氏综合征或其他染色体异常。

第 66 天

警惕先兆流产

此时依然处于流产的危险期，孕妈妈要尽可能防止意外，如腹部撞击、跌倒等。如果发现腹部不适，或内裤上有血丝，应考虑先兆流产的可能，并及时去医院做必要的诊断和治疗。

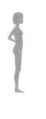

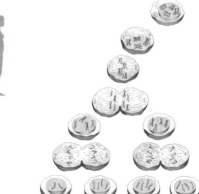

慢慢地，胚胎已经开始呈现出一个胎宝宝的模样了。现在，爸爸妈妈总是忍不住去想，宝宝你会是怎样的一个"小人儿"呢？

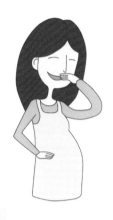

建档及预约 B 超事宜最好由准爸爸陪同。

要记得定时做产检哦

第 81 天

第一次真正意义上的产检

从这次产检开始，定期产检几乎成了孕妈妈每月的必修课。孕妈妈最好以后都找同一家医院同一位医生进行产检，为自己的孕期保驾护航。

第 71~72 天

妈妈多吃鱼，宝宝更聪明

鱼肉含有丰富的优质蛋白质、维生素和矿物质，以及对胎宝宝大脑发育非常重要的两种不饱和脂肪酸。孕期多吃鱼，有助于胎宝宝机体和大脑健康成长。孕妈妈尽量吃不同种类的鱼，以清蒸为佳。

第 84 天

去医院建档

一般孕 12 周左右就要建档了，但是每家医院建档的具体时间和所需资料也会有不同，最好提前咨询清楚。

第 75 天

孕妈妈基本适应了

此时孕妈妈的妊娠反应慢慢减轻，食欲也开始恢复，基本上适应了身体、精神和生活上的各种变化，一切又趋于正常。

孕3月产科医生有问必答

孕3月是孕早期的最后一个月，只要平安度过了这个月，胎宝宝和孕妈妈大多会顺利迎来舒适的孕中期，基本上远离了最危险的致畸期和流产期。

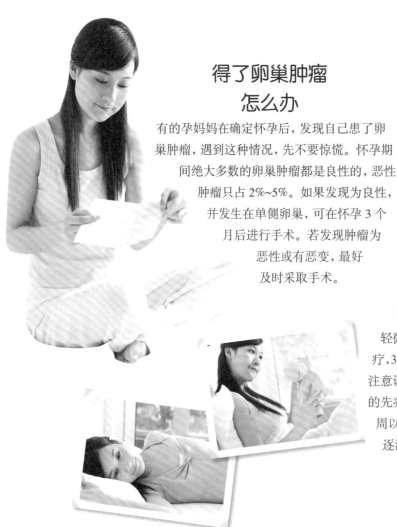

这个月体重降低了怎么办

通常随着胎宝宝的增长，孕3月时，孕妈妈的体重会比孕前略有增长，但有的孕妈妈因为妊娠反应严重，食欲缺乏，也会出现体重不增反降的情况。遇到这种情况，只要孕妈妈没有出现明显的营养不良症状，就不需要采取特殊措施。待孕妈妈度过这段妊娠反应期，胃口渐好时，适当增加营养摄入，体重很快就会补上来。

得了卵巢肿瘤怎么办

有的孕妈妈在确定怀孕后，发现自己患了卵巢肿瘤，遇到这种情况，先不要惊慌。怀孕期间绝大多数的卵巢肿瘤都是良性的，恶性肿瘤只占2%~5%。如果发现为良性，并发生在单侧卵巢，可在怀孕3个月后进行手术。若发现肿瘤为恶性或有恶变，最好及时采取手术。

有保胎需要的孕妈妈要保到什么时候

产科医生再三叮嘱

轻微的先兆流产，经过休息以及黄体酮等治疗，3~5天没有症状就可考虑停止用药，平时多注意调养就可以；如果是因为卵巢功能不良引起的先兆流产，保胎的时间相对较长，需要到孕12周以后，胎盘功能逐渐完善起来，才可以考虑逐渐停用保胎药。不管是哪种情况的保胎，孕妈妈都最好听取医生的建议。

同房后感觉
小腹疼痛，怎么办

怀孕期间进行性生活，容易造成感染、流产等后果。在怀孕前三个月和后三个月是不建议性生活的。中间几个月可以有性生活，但也要轻柔，切忌压迫孕妈妈腹部和动作粗暴。同房后感觉小腹疼痛，最好赶紧去医院检查一下。

吃啥吐
啥正常吗

如果妊娠反应严重，频繁恶心呕吐以致不能正常进食，称为"妊娠剧吐"。这很容易引起营养缺乏和脱水，孕妈妈应及早去医院治疗。延误治疗不仅损害孕妈妈的健康，也不利于胎宝宝从孕妈妈那里吸收营养，影响其生长发育。

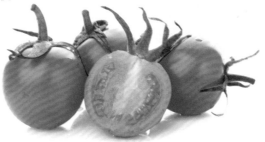

纯素食孕妈妈
该如何吃

如果任何动物性食物都不吃，则要选黄豆、豆腐及其他豆制品，因为这类食品所含的蛋白质是植物蛋白中最好的，其中的氨基酸构成与牛奶相近，而胆固醇含量比牛奶低，并含有不饱和脂肪酸。如有可能，孕妈妈还应补充蛋白质粉。另外，纯素食孕妈妈可以吃些紫甘蓝、甜菜等含钙量丰富的蔬菜，也可以在医生的建议下服用钙剂。

肠胃不好，吃粗粮
不消化怎么办

最好的办法就是注意粗细搭配，比如把粗粮熬成粥或者与细粮混合起来食用。另外，粗粮中主要含 B 族维生素和膳食纤维，孕妈妈可以适当食用发酵的面食，如馒头、发面糕等。孕妈妈还可以多吃香蕉、猕猴桃、芹菜等含膳食纤维较高的水果和蔬菜。

第57～63天

建档要及时

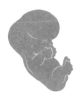

宝宝：本周胎宝宝的头部和躯体已经摆脱了先前的弯曲状态，所有的内脏器官也都慢慢成形。心脏已经分成4个腔，五官和大关节部位已经明显可辨。

享受星级产检

从这个月开始，孕妈妈就进入了正式产检的程序。需要提醒孕妈妈的是，有时候产检的项目比较多，排队又要等很长时间，最好能带上小零食和水，以便及时补充能量。

❋ 本月产检项目

本月的产前检查，孕妈妈可能会做的项目有：

☐ 子宫隆起部位及腹部检查

☐ 子宫检查

☐ 血色素及血细胞比容的检查

☐ 验尿

☐ 体重及血压检查

☐ 通过多普勒超声波仪，听到胎宝宝的心跳声（胎心音）

☐ 讨论胎宝宝基因是否正常及超声波、绒毛膜采样、甲胎蛋白或产前筛查等的必要性

☐ 对有肿胀现象的手脚部位进行检查（水肿、静脉曲张）

☐ 与医生讨论你的感觉和关心的问题

（以上项目可作为孕妈妈产检参考，具体产检项目以医院及医生提供的建议为准。）

09

❋ 专家解读产检报告

这次产检要进行一次抽血，目的是检查孕妈妈有无传染病、肝肾功能是否齐全以及是否贫血等。如果发现红细胞和血红蛋白的数量减少到一定程度，称为贫血。报告单上箭头朝下，表明低于正常值。

在胎宝宝12周的时候，可以听到像马蹄声一样的心跳。正常胎心在120～160次／分。

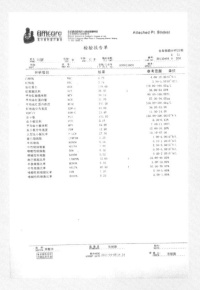

01 02 03 04 05 06 07 08 10 11 12 13 14 15 16 17 18 19

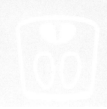

体重管理小秘书：健康饮水，保证体重适度增长的同时，还能促进消化，益处多多。

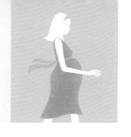

妈妈：子宫还在继续增大，可能还会出现皮肤的变化。

❋ 产检前你需要注意这些

这次抽血需要空腹进行，所以孕妈妈尽量将产检安排在上午，这样不吃早饭就可以了，不过最好带些面包、牛奶等食物，以便抽完血后能够尽快进食。另外，孕妈妈发热、生气、失眠、精神亢奋等，都会引起胎宝宝心率加快，所以在测胎心音之前，孕妈妈要保持良好的心态。

此外，专家还要提醒孕妈妈，这只是孕期产检的开始，之后的每次产检都应做足准备，带好一切物品，以提高产检效率和质量。

带全证件：如果是医保，带上你的相关证件，以便报销。

着装要方便检查：换上宽松舒适的衣服和无需系带子的鞋子，最好不要穿裙子，以方便做检查。

带上便携式水杯：如果时间太长可以随时补充水分，还有做检查时如果需要憋尿的话也很方便。

带上疑问：不妨把平时在怀孕过程中遇到的一些疑问全部写在在一张小纸条上，检查时向医生请教。

准备小零食：如果有恶心和呕吐的症状，可以在包里备一些饼干、面包或水果，也要随身带几个塑料袋以便应急。

准备好口罩：如果医院人满为患，戴上口罩以防病毒感染。

清洁身体：最好提前一天或当天产检前洗个澡，换上干净、宽松的内衣。特别要提醒孕妈妈的是，如果是当天洗的澡，一定要等头发彻底干透了再出门，以免感冒。

带斜背的挎包：为了安全方便，不宜使用手提式手袋，最好使用长带可以斜背的挎包，这样填表时既不用放下手里的提包，又能解放出双手写字了。

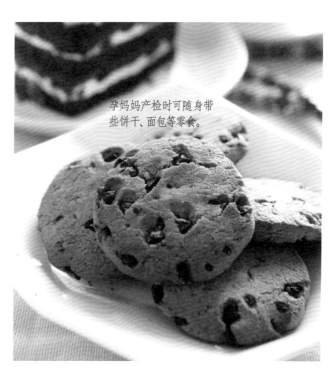

孕妈妈产检时可随身带些饼干、面包等零食。

该到医院建档了

建档对于孕期的孕妈妈来说，是一件很重要的事情，因为建档同时关系到胎宝宝和孕妈妈的健康，也关系到宝宝的未来，所以一定不可以马虎。

✳ 建档要趁早

建档应在孕 12 周以前完成。一般只要第一次检查结果符合要求，医院就会允许建档。关于建档的一些具体事项，可以打电话或上网咨询你想要建档的医院。

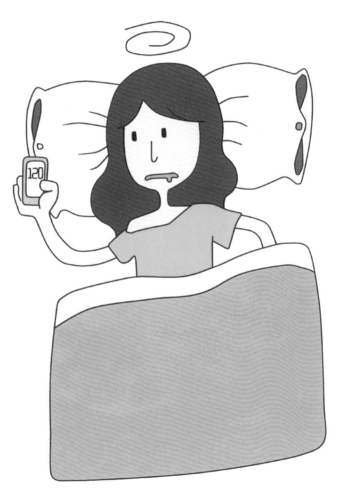

如果从其他的医院转过来，虽可带着原来医院的化验单，但不全的项目，必须要在新医院重新补做，合格后才可以建病历。

医院为孕妈妈建个人病历，主要是为了能更全面地了解孕妈妈的身体状况及胎宝宝的发育情况，以便更好地应对孕期发生的状况，并为以后分娩做好准备。因此最好能够提前确定自己的分娩医院，并且固定在同一家医院进行产检。

✳ 怎样选择建档医院

1. 离家近点。毕竟最后要生的时候，都在家休假了，需要尽快从家赶到医院，一般不会从工作单位去医院。离家近也方便每次产检和家人陪护。

2. 就医环境。专科医院比综合医院就医人员相对单纯，交叉感染的概率要小一点。

3. 产后病房条件。是否能够有家属陪护，申请单间病房是否容易，最好有家属能够陪住的地方。

4. 如果孕妈妈本身有疾病，如高血压、糖尿病、肾病等，最好选择综合医院，这样如果需要多科会诊会很方便。

✳ 建档办理手续省不得

千万不要忽略建档的手续办理，因为如果万一不小心在医院规定的期限之内还没有办理，孕晚期出现意外的时候，医院不一定正好有病床留给你，也无法根据以往检查状况及时地进行抢救。

异常妊娠早发现

得知自己怀孕之后的孕妈妈，都会关心自己的状况是否正常。因此了解及掌握自己的怀孕状况，认识可能发生的异常妊娠现象，是每一位孕妈妈都必须学习的课程。

✻ 宫外孕

正常妊娠情况下，受精卵在子宫内膜上着床、生长发育，如果它在子宫腔以外的地方生长发育，就是异位妊娠，俗称"宫外孕"。

典型症状：停经 6~8 周后，感到下腹剧烈疼痛，出现少量阴道出血。但如果只是少量出血，而没有腹痛，孕妈妈大可不必着急，这是受精卵在子宫内膜上着床时引起的"点状出血"，并无危险。

其他症状：可能出现恶心、呕吐、尿频。检查妊娠试验阳性，B 超扫描或腹腔镜可协助诊断。

专家提醒：发生宫外孕时，即使是输卵管破裂，只要治疗及时，就不会对母体产生很大的影响。但如果治疗不及时，就会因大量出血导致危险。

预防方法：第一，减少盆腔感染，约 90% 以上的宫外孕发生在输卵管，约 60% 的输卵管妊娠患者曾患过输卵管炎，所以应预防输卵管的损伤及感染，做好日常保健工作；第二，防止病原体的滋生，绝大多数盆腔感染患者是由于上行性感染造成的，即由阴道内的病原体沿着黏膜上升而感染到盆腔器官，主要是输卵管。

✻ 葡萄胎

葡萄胎是指实际上没有胎儿或有胎儿但发育不正常的情形。胎盘底部的微细绒毛产生异常，子宫内形成葡萄形状的水泡，并充满子宫。

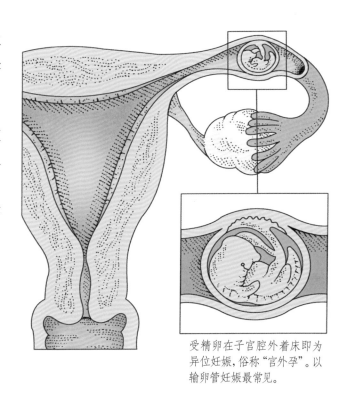

受精卵在子宫腔外着床即为异位妊娠，俗称"宫外孕"。以输卵管妊娠最常见。

典型症状：恶心、呕吐等症状会非常严重，怀孕三四个月时会分泌大量暗褐色的分泌物，下腹产生膨胀感。怀孕五六个月时，仍听不到胎心音。

专家提醒：利用超声波检查，在怀孕五六周时就能够准确诊断出葡萄胎，确诊后需要进行两三次刮宫术，术后要严格护理，且一年内必须避孕，以免悲剧再次发生。

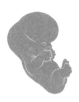

宝宝：本周胎宝宝大脑发育非常迅速，神经系统开始有反应；肝脏、脾脏、骨髓开始制造血细胞；牙齿也开始成形。

专家说孕期体重

过去，孕妈妈常常会在饮食、行为等方面陷入误区，以为多吃少动对胎宝宝有益，实际上这些不良习惯往往会导致孕期体重的失控。但是随着社会的快速发展及明星辣妈效应的广泛影响，孕妈妈也开始将管理孕期体重提上了重要日程。那么孕妈妈究竟要怎样通过体重管理来保证胎宝宝和自身的健康呢？让我们一起来听专家聊聊孕期体重那些事儿吧。

✳ 孕妈妈体重应该长多少

在整个孕期，孕妈妈的理想体重是增加10~14千克，体重增加过快或过慢都会影响母胎的健康。不过体重增加因人而异，不能一概而论。

✳ 孕期体重都长在了哪儿

孕妈妈不要以为所有增长的重量都是自己身上的肉，也不要以为你增加的重量就等同于胎宝宝的重量。孕期你增加的体重可参看下文，不过，这只是一个平均值，仅供孕妈妈参考。

1. 子宫的肌肉层迅速增长，增重约0.9千克。
2. 胎盘增重约0.6千克。
3. 乳房增重约0.4千克。
4. 血容量增重约1.2千克。
5. 体液增重约2.6千克。
6. 供哺乳用的脂肪储备增重约2.5千克。
7. 出生时宝宝的体重约3.3千克。
8. 整个孕期，孕妈妈增重约11.5千克。

✳ 体重超标危害多多

妊娠高血压疾病：怀孕期间如果体重增加过快，容易发生妊娠高血压疾病。这是一种血管的病变，孕妈妈会出现高血压、水肿或是蛋白尿的临床病症，常常会造成胎宝宝生长受限、胎盘早期剥落等情况。

妊娠糖尿病：孕妈妈大吃特吃，容易使血液中的血糖值上升，使得妊娠糖尿病突然出现，从而导致巨婴症、新生儿血糖过低等合并症的发生。

难产：如果孕妈妈不加节制地进食，胎宝宝会长得很大，不利于分娩时胎头的下降和胎头进入骨盆腔，延长产程，引起难产。

产后肥胖：如果在孕期，孕妈妈体重的增加超过了正常值，要想产后尽快恢复以前的苗条身材可是难上加难。

① ② ③ ④ ⑤ ⑥ ⑦ ⑧ ⑨ ⑩ ⑪ ⑫ ⑬ ⑭ ⑮ ⑯ ⑰ ⑱ ⑲

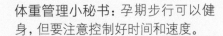

体重管理小秘书：孕期步行可以健身，但要注意控制好时间和速度。

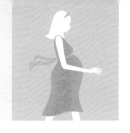

妈妈：肚子虽未明显隆起，但下腹已有压迫感。

❋ 体重增长过快怎么办

造成孕妈妈体重增长过快的原因大多是运动少而摄入营养太过丰富。这种情况下可以调整饮食，减少油腻食物的摄入，多吃一些清淡的蔬菜、水果，不要挑食，也不要刻意节食，以保证胎宝宝获得均衡的营养。当然，适当增加轻缓的运动量也有助缓解这种状况。

同时，孕期肾脏的生理性功能降低，体内水潴留过多，也会造成体重增长过快的假象。若在身体按压下凹后恢复缓慢，可能是水潴留过多，可通过多吃利尿食物或向医生咨询解决。

❋ 体重增长过慢好吗

怀孕期间，如果孕妈妈缺乏健康的饮食，同时营养摄取不足，尤其是蛋白质和热量摄取不足，再加上不良的生活习惯和生活、工作的压力，进而导致体重增长过慢，这样最终可能会危害到孕妈妈和胎宝宝自身的健康，引发贫血、胎儿生长受限、新生儿免疫力下降等症状。因此，如果发现孕期体重增长过慢，万万不可掉以轻心。

❋ 孕早期如何管理体重

此时还处在孕吐反应期，孕妈妈不用过分地控制体重，只要能吃下去就可以，但也不要吃得过多，尤其是油炸、甜点等高热量、高糖的食物。剧烈的运动一定要禁止，这段时间不可以通过运动来控制体重。

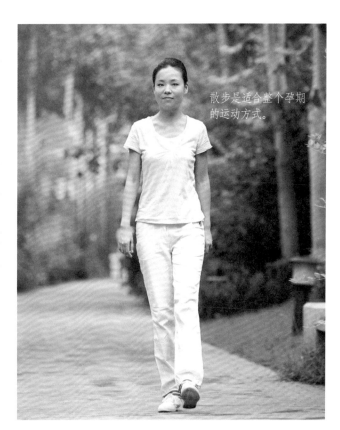

散步是适合整个孕期的运动方式。

22 23 24 25 26 27 28 29 30 31 32 33 34 35 36 37 38 39 40

孕早期什么情况下需要就医

孕期的前3个月是胎宝宝器官分化的关键阶段，顺利度过这个时期是保证胎宝宝健康的第一步。但多种因素决定了这一时期的不稳定性，如个人体质差异、细菌病毒侵害等。假如孕期有以下麻烦，或出现异常情况，需要第一时间就医。

✳ 剧吐

孕早期的呕吐是一种正常的反应，但如果孕期持续出现恶心、频繁呕吐、不能进食、明显消瘦、自觉全身乏力，就要被列入剧吐之列。剧吐会影响孕期的营养吸收，长期饥饿可引起血压下降、尿量减少、失水、电解质紊乱等不良反应，严重时会损害肝肾功能，相应地也会影响胎宝宝的发育。

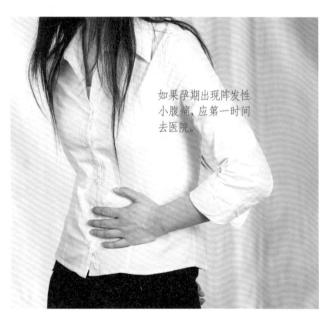

如果孕期出现阵发性小腹痛，应第一时间去医院。

✳ 体温升高

发热是常见的致畸因素。热度越高，持续越久，致畸性越强。因此，孕早期要注意天气冷暖变化，少去空气不洁、人员拥挤的公共场所等。另外，高温作业、桑拿浴、热盆浴等也是造成体温升高的原因，这些活动均不适于孕早期的孕妈妈。

✳ 阴道流血

如果是少量断断续续的流血但无腹痛，可以先卧床休息。如果休息后流血仍不止或反而增多，应立即去医院检查胚胎发育是否良好，流产是否可以避免，以确定治疗方案。若出血量超过月经，属于不正常现象，此时要注意是否有分泌物排出，如果有，应立即去医院，并把阴道排出的分泌物一并带去，方便医生诊断。

✳ 腹痛

孕早期出现腹痛，特别是下腹部痛，首先应该想到是否是妊娠并发症。如果症状是阵发性小腹痛，伴有见红，可能是先兆流产；如果是单侧下腹部剧痛，伴有见红及昏厥，可能是宫外孕。如果孕期出现上述两种腹痛，一定要及时去医院治疗，盲目采取卧床保胎的措施是不可取的。

关注孕期牙齿问题

怀孕会带来很多改变，包括牙齿，孕妈妈可能会发现自己的牙龈经常出血。这是因为怀孕之后内分泌的变化，使得牙齿格外脆弱，极易让一些病菌和毒素乘虚而入，再加上孕妈妈可能一天会吃好多东西，致使口腔不洁，进而引发各种各样的牙齿问题。

✳ 护牙生活细节

勤刷牙：除了早晚 2 次刷牙外，如午饭后要小睡，最好再补刷一次。每次刷牙不应少于 3 分钟。吃完东西宜用牙线把食物残渣清理干净，不宜用牙签。

勤漱口：除了刷牙，每次吃完东西都要用温水或医生专门指定的漱口水漱口。

吃酸要适量：少吃很酸的食物，吃完要认真地用白开水漱口。

少吃甜：少吃甜食，因为甜食入口也会变成酸性物质，所以要尽量选择低糖食品。

补充维生素 C：比如每天吃一个油桃和一些西蓝花，可以让孕妈妈的牙齿更健康。

补充钙：孕期容易缺钙，因此要多晒太阳，多从食物中补充，如不能满足需求则需补充钙片。

选择好牙刷和牙膏：选择软质、细毛、刷头很小的牙刷，并且每 3 个月务必更换一次。不要用药物牙膏，一般的牙膏即可。

按摩牙龈：可用舌尖或洗净的手指伸入口腔内按摩牙龈。

口腔检查：如有必要，应该接受一次专业的口腔检查。

✳ 孕中期治疗

轻微的牙齿问题最好在孕中期处理，因为此时孕妈妈较少有妊娠反应，身体和胎宝宝发育比较稳定。而孕早期和孕晚期则不宜治疗，因为在孕早期胎宝宝的器官尚在发育，而孕晚期则担心孕妈妈因为紧张而造成宫缩，以致提前分娩。

此外，孕期还应尽量避免拔牙。因为孕早期拔牙易引起流产，孕晚期拔牙易诱发早产。如果必须要拔牙，可在孕中期进行。

较复杂的牙科治疗最好推迟到产后，如一些需要拍 X 光片的牙病，不能在孕期进行治疗，因为拍 X 光片会对胎宝宝造成一定的影响。

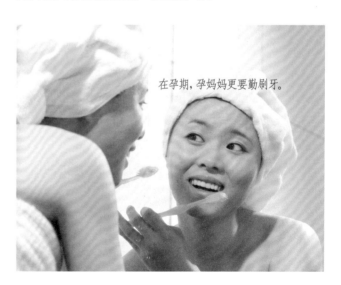

在孕期，孕妈妈更要勤刷牙。

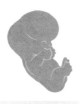

宝宝：此时胎宝宝的重要器官都已经发育完全并进入工作状态；心脏开始供血，脐带和胎盘开始进行血液交换，胎宝宝已经具有打哈欠、吸吮和吞咽的功能了。

专家对话大龄孕妈

如今，30 岁以后才准备当妈妈的职业女性越来越多了。一般来说，女性的最佳怀孕年龄为 25~30 岁，随着年龄的增长，生育力逐渐下降。大龄孕妈一定要做足准备工作，养胎的同时还要养身和养心，把握身体机能衰退前的最佳时间，才有可能在事业有成后，再做个幸福的妈妈。

❋ 如何提高自身免疫力

大龄孕妈如何才能通过提高免疫力，来给胎宝宝提供一个更好的发育环境呢？

首先，要科学饮食。既不能过分滋补，也不能只凭自己的喜好进食，应该平衡膳食，讲究粗细搭配、荤素搭配，并注意摄取新鲜的蔬菜和水果，做到营养全面。

其次，要定时进行户外活动。户外活动可以增强大龄孕妈的体质，对孕育和分娩都十分有利。但最好要在医生的指导下进行，不可勉强。其实，散步便是最佳运动。

再次，要加强自我保护意识。大龄孕妈到医院或人员密集处应戴口罩；饭前便后、外出归来以及打喷嚏、咳嗽和清洁鼻子后，都要立即用流动水和肥皂洗手。

此外，还应保证充足的睡眠，并注意室内的通风和卫生。

❋ 要控制体重和饮食

大龄孕妈在怀孕期间比在二十多岁怀孕更容易发胖，更易导致体重增加过多，诱发妊娠糖尿病，还可能使胎宝宝太胖，进而给分娩带来一定的困难。因此一定要注意控制体重，一般整个孕期增重 10~14 千克，胎宝宝体重 3~3.5 千克是最理想的。

在每天的饮食中，摄取适量的蛋白质、碳水化合物，少吃甜味剂。

❋ 大龄孕妈一定要做的检查

对于大龄孕妈来说，最担心的就是胎宝宝的健康。其实，通过 B 超检查，医生可以及时发现许多引起先天性缺陷的现象。孕早、中期，B 超检查一般需要做 2 次，分别是在孕 12 周和孕 20 周。通过检查可进一步确定怀孕日期及任何发育异常的情况，如腭裂、脏器异常等。

⑪

① ② ③ ④ ⑤ ⑥ ⑦ ⑧ ⑨ ⑩　⑫ ⑬ ⑭ ⑮ ⑯ ⑰ ⑱ ⑲

体重管理小秘书：孕期锻炼要适度，切不可为了控制体重而伤害到胎宝宝。

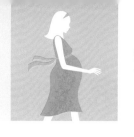

妈妈：妊娠反应减轻，开始恢复食欲，腰也明显变粗了。

还有一个检查就是羊膜腔穿刺，随着育龄女性年龄的增加，胎宝宝出现染色体异常的概率也在增加，所以大龄孕妈应该直接做羊膜腔穿刺。但这项检查存在一定的风险，大龄孕妈最好找有这项检查资质的正规医院和有经验的医生来进行。

❋ 孕 32 周以后不宜继续工作

有些大龄孕妈在即将临盆时才请产假，然而大部分医生认为，大龄孕妈自孕 32 周以后就不宜再工作了。这个时候，大龄孕妈的心脏、肺脏及其他重要器官必须更辛苦地工作，且对脊柱、关节和肌肉形成沉重的负担。此时，应尽可能让身体休息。

❋ 剖宫产是不是更安全

很多大龄孕妈认为剖宫产会比自然分娩更安全。然而，根据统计数据来看，针对大龄孕妈容易产生的并发症，比如说感染、伤口发炎等，剖宫产的危险还是比自然分娩大。所以，大龄孕妈如果一切都正常的话，还是采取自然分娩比较好。孕期定期产检，适当运动，均有助自然分娩。当然，最终还是要听取产科医生的意见。

❋ 大龄孕妈可以驾车，但要注意姿势

许多大龄孕妈驾车时习惯前倾，容易使子宫受到压迫，产生腹部压力，特别是在孕早期和孕七八月时，最容易导致流产和早产。另外，孕期大龄孕妈的神经比平时更敏感，容易疲劳、困倦和情绪不稳定，而驾车时精神过分专注，疲劳感就会加强。因此，若是短距离驾驶，不要采取前倾姿势。如果是长距离驾驶，放弃此次驾驶则会比较安全。

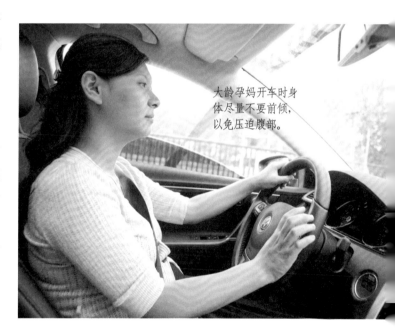

大龄孕妈开车时身体尽量不要前倾，以免压迫腹部。

孕期洗澡有讲究

为了保持身体清洁、卫生，孕妈妈可以每天坚持洗澡，但孕期洗澡不同于孕前，一定要注意以下事项，才能健健康康、清清爽爽地洗澡。

❋ 不宜坐浴

怀孕期间，生殖系统会发生改变，子宫颈口微张，阴道内分泌物减少，孕妈妈自身免疫力降低。若孕妈妈采取坐浴方式，水中的细菌、病毒易进入阴道，会增加孕妈妈生殖系统感染的概率，所以最好淋浴。

❋ 洗澡时间不宜过长

浴室内环境闭塞，温度高、湿度大、氧气供应相对不足，而热水刺激会引起全身体表毛细血管扩张，这样血液流入体表较多，使孕妈妈脑部的供血不足，孕妈妈会觉得喘不过气来，严重者还会出现头晕、乏力、眼花、胸闷等症状。

孕妈妈洗澡时间过长会加重上述症状，而且还会给胎宝宝发育造成影响。孕妈妈身体供血不均，将直接影响子宫内供氧状态，有可能会造成胎宝宝神经系统发育不良。所以孕妈妈洗澡时间最好控制在20分钟以内。

❋ 水温不宜过高或过低

孕妈妈洗澡时水温不宜过高，一般以38~42℃为宜，喜爱洗热水澡的孕妈妈可以适当提高1℃，但不宜过高。孕妈妈血液循环改变，需氧量增加，而浴室是密闭环境，水温过高产生的蒸汽过多，不利于孕妈妈呼吸新鲜空气；同时，过热的水会刺激孕妈妈皮肤，使血液更多流向皮肤，不利于向子宫内输送充足的氧气。

此外，母体体温的升高将会影响到胎宝宝的发育。有研究表明，孕妈妈体温比正常体温升高1.5℃时，胎宝宝脑细胞发育就可能停止；孕妈妈体温上升3℃，将大大增加胎宝宝脑细胞损伤的危险。所以孕妈妈不宜用过热的水洗澡。而冷水刺激会使子宫收缩，也不利于胎宝宝发育。

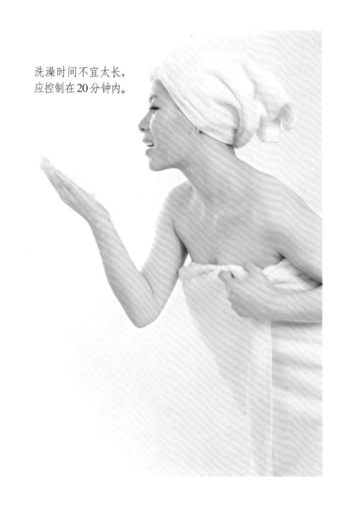

洗澡时间不宜太长，应控制在20分钟内。

孕早期切不可盲目锻炼

孕期适当、适度的锻炼对孕妈妈和胎宝宝都十分有利，但要讲究方式、方法，不可盲目、鲁莽地进行操作，尤其是在胎宝宝还未完全稳固的孕早期。

＊ 哪类孕妈妈不适合做运动

孕早期是自然流产相对高发期，有流产史、心脏病、妊娠高血压疾病、肾脏疾病、多胞胎者、前置胎盘或出现不规则出血、宫缩等现象的孕妈妈都不适合做运动。

＊ 轻柔的运动对孕妈妈有利

孕早期因为胚胎还没有着床，不能做剧烈运动，要避免频繁或大幅度牵拉，但适当的运动对孕妈妈和胎宝宝都是有好处的。轻柔、舒缓的运动非常适合孕早期的孕妈妈。

＊ 适合孕早期的运动

散步：帮助消化、促进血液循环、增加心肺功能。

肩、颈运动：增强孕妈妈的肌肉力量，缓解肩痛、颈痛的症状。

简单伸展操：活动关节，赶走疲惫。

游泳：调节神经系统功能，促进血液循环，缓解不良情绪。

慢舞：活动筋骨，缓解不良情绪，有助于睡眠。

孕妈妈要避免做下列运动，如跑步、跳绳、踢毽子、骑马、打网球、打乒乓球等。

另外，孕妈妈可以适当练习瑜伽，不仅可以增强体力和骨盆、肌肉张力，增强身体的平衡感，提高整个肌肉组织的柔韧度和灵活度，同时还能加快血液循环，能够很好地控制呼吸。

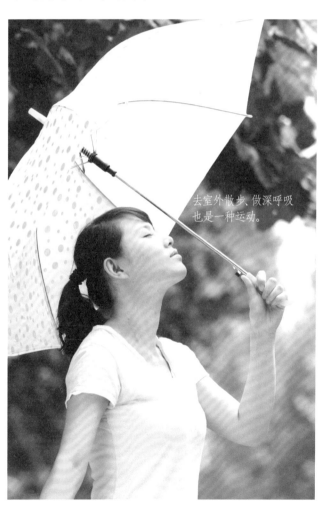

去室外散步，做深呼吸也是一种运动。

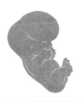

宝宝：此时胎宝宝已经人模人样了，大脑和各个器官仍在发育，骨头在硬化，手指和脚趾已经分开，指甲和毛发也在生长，声带开始形成。

孕期喝水有讲究

多喝水对孕妈妈有好处，但是孕期喝水不仅仅是"多喝"那么简单。喝什么水，怎么喝，什么时候喝，孕期喝水也是有讲究的。

✳ 孕期为什么要多喝水

水是孕妈妈身体中的运输系统，通过血液把营养带给胎宝宝，同时带走胎宝宝和孕妈妈自身的代谢物。

膀胱感染在怀孕期间是很常见的。多喝水可使尿液保持较稀的浓度，减少感染风险。水还可以改善便秘，并有助于防止痔疮。

喝足够的水能防止脱水，这在孕晚期尤为重要，脱水能引起宫缩，导致早产。

✳ 这样喝水才健康

每天 8 杯水：一般孕妈妈每天可喝 1~1.5 升水，但不能超过 2 升，孕晚期保证 1 升以内为宜。但每做 1 个小时的轻微运动就要多喝 1 杯水。

早晨 1 杯温开水：早饭前 30 分钟，以小口慢喝的方式喝 200 毫升 25~30℃的温开水，可以温润胃肠，刺激肠胃蠕动，有助定时排便，防止痔疮、便秘。

不渴也要常喝水：口渴说明体内水分已经失衡，体内细胞脱水已经到了一定的程度。孕妈妈喝水无需定时，次数不限。

反复煮沸或久沸的水不能喝：水在反复煮沸后，其中的亚硝酸盐以及砷等有害物质的浓度会升高。喝了久沸的开水以后，有可能会导致血液中的低铁血红蛋白转化成不能携带氧的高铁血红蛋白，从而导致中毒。

不能喝久存的水：在热水瓶中贮存超过 24 小时的开水对健康无益。

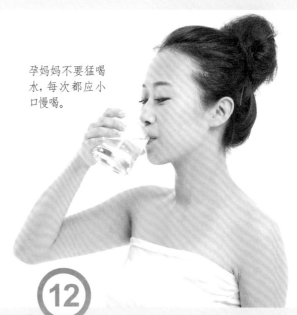

孕妈妈不要猛喝水，每次都应小口慢喝。

（01）（02）（03）（04）（05）（06）（07）（08）（09）（10）（11）　**12**　（13）（14）（15）（16）（17）（18）（19）

体重管理小秘书：保证优质、充足的睡眠，也有利于控制孕期体重。

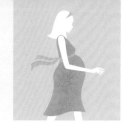

妈妈：妊娠反应减轻了许多，小腹上可能出现了黑褐色的线。

孕期感冒防与治

　　尽管孕妈妈已经十分小心，但有时还是无法完全避免感冒之类的小病，此时应根据病情轻重，选择不同的治疗方法，能不用药尽量不用，才不会给胎宝宝带来不必要的伤害。

✳ 感冒有哪些危害

　　感冒多数是由普通感冒病毒引起，部分由流感病毒引起。高热时产生的毒素可通过胎盘进入胎宝宝体内，影响胎宝宝脑细胞发育，尤其是在怀孕早期其危害更大。现已分离出十几种感冒病毒，部分病毒对胎宝宝有明显的致畸作用。

　　一旦度过怀孕初期，感冒带来的影响便没有那么严重，因为此时的胎宝宝心脏发育已经渐渐稳定，体积也逐渐增大，感冒对胎宝宝的影响几乎减至最少。

✳ 如何预防感冒

　　注意保暖，防止季节性感冒：冬季气温低，要注意保暖。特别是足部，如果受凉，会反射性地引起鼻黏膜血管收缩，容易受到感冒病毒侵扰。

　　勤洗手，防止病从口入：勤洗手，尤其是在碰触钱、门把手、水龙头等后。同时要避免接触感冒患者使用的碗碟。

　　少去人群密集的公共场所：尽量避免去人群密集的公共场所，外出最好也要戴上纯棉或棉纱材质的口罩。

　　营造好的居室环境：用醋熏蒸房间，有助抑制和杀灭病毒微生物。要经常开窗通气，并保持温度、湿度适宜。还可根据屋内干湿情况选用加湿器或除湿机。

✳ 孕期感冒巧应对

　　轻度感冒仅有鼻塞、轻微头痛者只要多饮热水，充分休息，一般会很快自愈。如果有高热、烦躁等症状，应在医生指导下采取相应措施对症处理，切不可盲目用退热剂之类的药物。持续高热达3天以上者应积极治疗，病情痊愈后要再进行一次检查，以确诊胎宝宝发育是否正常。

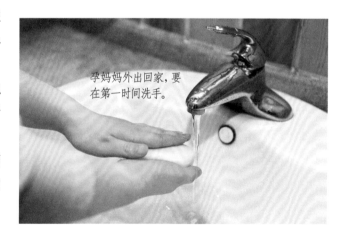

孕妈妈外出回家，要在第一时间洗手。

孕4月

随着妊娠反应的逐渐减轻，孕妈妈的胃口也逐步好起来了。现在的你，是不是深刻体会到做一个妈妈的幸福了呢？

13~16 周要事提醒

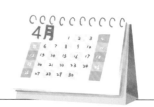

4月

孕 4 月里最值得欣慰的一件事情就是，因为胎盘发育完成，流产的可能性大大减少，现在是最为舒服的孕中期了。但是在本月孕妈妈还有一些重要的事情需要牢记，一起来看看吧。

保持好职场形象

虽说孕妈妈在怀孕期间会有各种不适，但是既然选择了坚持工作，就应该在保证胎宝宝不受影响的前提下保持好工作状态。

第 85 天

核查医院唐氏筛查资质

专家在此提醒孕妈妈，唐氏筛查并不是每个医院都能做的。本月初可以提前了解下之前选好的产检医院是否可以做这项检查，否则就要尽早找好有唐氏筛查资质的医院，以免耽误检查。

腹痛无小事，就医需及时

第 97~98 天

孕中期腹痛要当心

腹痛是来自孕妈妈身体的信号。一旦发现有腹痛症状，一定要区分清是生理性的还是病理性的，生理性的腹痛一般不需要治疗，但要注意休息，而病理性的腹痛要及时就医，以免延误病情。

第 91 天

孕期出行须知

怀孕后，与其让孕妈妈整日待在家里，倒不如隔三差五地出去走走，反倒有助于放松心情，但无论是乘车还是步行，都要注意避免不安全的因素。

第 94 天

给肚子留点空间

对孕妈妈而言，姿势不正确易引起整个身体的疲劳与不适。尤其是随着肚子的增大，孕妈妈切忌做一些压迫肚子的动作，以免胎宝宝受到伤害。

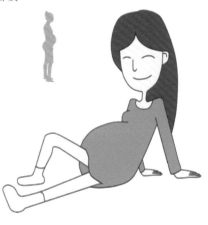

宝宝，我们已经完全习惯了你的存在，知道你在一点一点努力长大，爸爸妈妈觉得既安心又幸福。

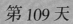

大肚子越来越明显啦

唐氏筛查过后，就该开始准备预防妊娠纹了。

第 109 天

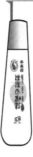

防"纹"宜趁早

为减轻腹部皮肤的张力，适应增大的子宫，怀孕中晚期孕妈妈的皮肤会开始出现妊娠纹。注意饮食和体重，做好按摩和皮肤护理能在一定程度上起到预防作用。

第 99~100 天

补钙要加强

现在孕妈妈必须要把补钙提上日程了。如果钙质供给不及时，孕妈妈血钙就会降低，对其健康极为不利。长期缺钙也会使胎宝宝的正常发育和生长受到影响。

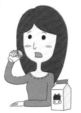

第 112 天

小家伙"运动自如"了

由于羊水的缓冲作用，孕妈妈可能还感觉不到，但小家伙的神经系统确实已经能指挥他协调运动了。

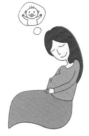

第 103 天

唐氏筛查开始了

近期医生可能会安排孕妈妈进行唐氏筛查，目的就是通过抽取孕妈妈的血液，来明确胎宝宝患唐氏综合征的危险程度。

孕4月产科医生有问必答

　　4个月的肚子，怎么也藏不住了，因为子宫已经长到小孩的头一样大小，妊娠反应开始逐渐消失，胃口好转，但是孕妈妈又有了新的困扰，来看看产科专家怎么说。

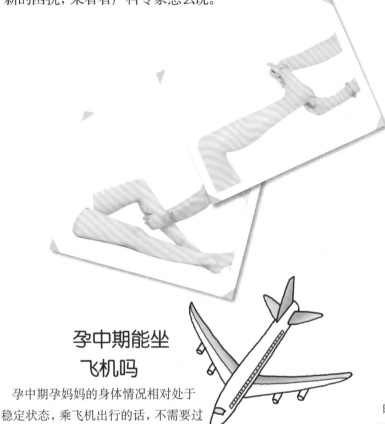

如何缓解孕期静脉曲张

　　孕期静脉曲张多发生于小腿，这是因为增大的子宫压在下腔血管和骨盆的静脉上，使小腿的血液潴留。其实运用一些小方法，就能有效地减轻症状。比如避免久坐或久站；坐着时不要跷腿，适当做足部运动；坐着时在脚下垫个小凳子；左侧卧睡；穿宽松的衣服；穿护腿的长袜，但不能高过膝盖；不要用力揉或搓那些可见的血管，否则可能损坏静脉或引起血栓。

孕中期能坐飞机吗

　　孕中期孕妈妈的身体情况相对处于稳定状态，乘飞机出行的话，不需要过于担心，一般情况下不会对身体造成什么影响。但是8个月以后最好征求产科医生的意见，由医生根据个人的身体情况做出具体的风险评估后，出示医院证明才能乘机，而怀孕超过9个月的孕妈妈，为安全起见，最好不要乘坐飞机了。

既然唐氏筛查准确率不高，不做可以吗

产科医生再三叮嘱

　　的确，做唐氏筛查只能筛检出一部分唐氏儿，而且只能判断胎宝宝患有唐氏综合征的概率，不能明确胎宝宝是否患上唐氏综合征。另外，即使化验指数正常，也不能保证胎宝宝肯定不会患病，因为还存在假阴性率。这样看来唐氏筛查准确率并不高，但它抽取的是孕妈妈外周血，没有危险性，相对会导致流产危险的羊水穿刺和绒毛检查来说，经济简便又没有风险。因此，医生建议孕期最好要做唐氏筛查。

怀孕时为何不能跷二郎腿

其实，不管是孕妈妈还是普通人都不适合跷二郎腿。它会妨碍腿部血液循环，有可能造成腿部静脉曲张。而且在怀孕时，胎宝宝会加重孕妈妈腰椎的压迫力，如果再有跷二郎腿的习惯，那腰椎就会承受双重的压力而"雪上加霜"，从而引发一系列的健康问题。此外，跷二郎腿时下腹部的胎宝宝也会受到压迫，从而影响其健康发育。

所以，孕妈妈一定要注意端正自己的坐姿。

产科医生
再三叮嘱

怎么预防视力下降

怀孕后，孕妈妈会发现眼睛特别容易累，经常出现眼睛酸涩的情况，此时不注意保护眼睛易导致视力下降。孕妈妈不宜随便使用眼药水，以免对胎宝宝造成影响。最好是每连续工作2小时后，就抽空闭目养神5分钟。若觉得眼睛酸涩或疲劳，就站起来活动或眺望远景。当然也可以在办公室摆放一些绿植，工作间隙看一看，不仅能缓解视觉疲劳，还能净化空气。

孕期能用清凉油和风油精吗

风油精和清凉油都具有提神、止痒和轻度消炎退肿的作用，可用于防治头痛、头昏、蚊虫叮咬、皮肤瘙痒和轻度的烧伤、烫伤。但是，风油精和清凉油中多含有樟脑等成分，对人体有一定毒性，正常情况下人体可以通过代谢将其排出体外，但孕妈妈对此种成分代谢速度较低，故不宜使用。

夏天能吹空调吗

炎热的夏季，孕妈妈出汗多，借助风扇或空调降温是必要的。但要注意以下几点：出汗多时不要马上吹；避免直吹；保持室内空气流动，要间隔一定时间关机开窗，通风换气；空调要定期清洗，及时去除灰尘以及附着在上面的尘螨和细菌；空气要保持湿润；温度不能调太低，室内外温差太大的话，孕妈妈很容易感冒。

第85~91天

宝宝在听哦

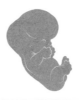

宝宝：此时胎宝宝已经完全长成人形了，只是还有一些细节有待发育。虽然胎宝宝的耳朵还没有发育完全，但是他已经能够"聆听"声音了。

享受星级产检

这个月，需要做检查的项目很多，尤其是唐氏筛查，有些医院不具备检查资质，需到别的医院进行检查。孕妈妈最好提前了解一下都需要做什么检查，以便提前做好准备。

✱ 本月产检项目

本月的产前检查，孕妈妈可能会做的项目有：

☐ 子宫检查

☐ 检查是否有静脉曲张或皮疹

☐ 通过多普勒超声波仪听到胎宝宝的心跳

☐ 如果担心胎宝宝有染色体异常，可进行唐氏筛查或羊水检测胎儿染色体疾病

☐ 体重及血压检查(此时体重会有明显增加)

☐ 验尿

☐ 与医生讨论你的感觉和关心的问题

（以上项目可作为孕妈妈产检参考，具体产检项目以医院及医生提供的建议为准。）

✱ 专家解读产检报告

一般在怀孕第15~20周之间会进行一次唐氏筛查，即唐氏综合征产前筛选检查的简称。唐氏综合征又称先天愚型或Down综合征，这是一种最常见的染色体疾病。一般唐氏筛查是抽取孕妈妈2毫升血液，检测血清中甲胎蛋白(AFP)和HCG的浓度，结合孕妈妈预产期、年龄、孕周，计算出"唐氏儿"的危险系数。了解了唐氏综合征是怎么回事后，我们再来解读一下唐氏筛查报告单。

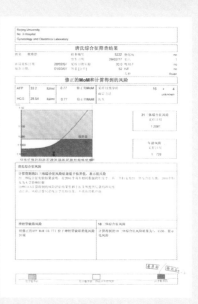

体重管理小秘书：孕妈妈的体重可能会有所增加，但要注意每周的体重增加控制在 0.3~0.4 千克，不应超过 0.5 千克。

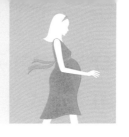

妈妈：子宫又大了一些，开始不断向上生长进入腹腔。

HCG：为人绒毛膜促性腺激素的浓度。受精卵着床后 HCG 会快速上涨一直到孕 8 周，然后缓慢降低浓度，直到孕 18~20 周保持稳定。而怀有唐氏儿的孕妈妈体内 HCG 会呈持续上升趋势。

AFP：是女性怀孕后胚胎肝细胞产生的一种特殊蛋白，作用是维护正常妊娠，保护胎宝宝不受母体排斥（起保胎作用）。这种物质在怀孕第 6 周就出现了，随着胎龄增长，孕妈妈血中的 AFP 含量越来越多，最多时可达 0.2 毫克 / 毫升。胎宝宝出生后，妈妈血中的 AFP 含量会逐渐下降至 0.02 毫克 / 毫升（相当于健康人的正常含量）。

uE3：是胎盘单位产生的主要雌激素，孕妈妈血清中 uE3 的水平在孕 7~9 周时开始超过非怀孕水平，然后持续上升，在足月前可以达到高峰。怀有唐氏儿的孕妈妈血清中 uE3 的水平比正常怀孕平均低 29%。

危险度：医生会将以上数据连同孕妈妈的年龄、体重及孕周通过计算机测算出唐氏综合征的危险度。它是一个比值，例如在报告单中显示的风险值为 1:40 000 就表明在 40 000 个具有相同数据的孕妈妈中，仅有一人的胎宝宝具有患唐氏综合征的危险。一般来讲，这个比值低于 1/270，就表示危险度较低，胎宝宝患唐氏综合征的概率很低。但筛查也有假阴性，所以一定要定时产检。

结果：其实，孕妈妈在拿到报告单后最关注的就是结果了。"低风险"即表明低危险，孕妈妈大可放心。但万一出现"高危"字样，孕妈妈也不必惊慌，因为高风险人群中也不一定都会生出唐氏儿，这还需要进行羊水细胞染色体核型分析确诊。

✻ 产检前你需要注意这些

做唐氏筛查时无需空腹，但与月经周期、体重、身高、准确孕周、胎龄大小有关，最好在检查前向医生咨询其他准备工作。另外，有些医院并没有做唐氏筛查的资质，需提前了解。

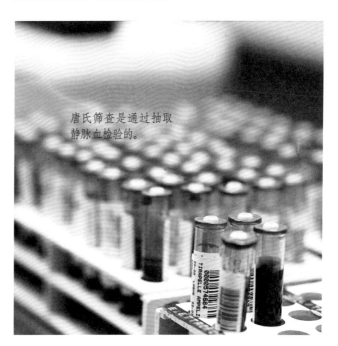

唐氏筛查是通过抽取静脉血检验的。

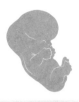

宝宝：此时胎盘成了胎宝宝的食物供应基地。他现在已经能活动手脚各个关节，头发也开始生长，并且已经开始了呼吸练习，这是在为子宫外的生活打基础。

孕中期腹痛知多少

腹痛是来自身体的信号。对于孕妈妈而言，有的腹痛是生理性的，有的腹痛是病理性的，对于会经常遭遇腹痛的孕中期，孕妈妈该如何对待呢？

✳ 生理性腹痛

一般发生在孕期四五个月的时候，因为腹部增大迅速，刺激肋骨下缘，引起肋骨钝痛或因耻骨联合松弛分离而疼痛。这些情况属于正常的生理反应，不需要特殊治疗，孕妈妈只要注意休息即可，也可以通过左侧卧位来缓解疼痛。

有的时候因为胎宝宝在子宫里运动剧烈，也会"踢"痛孕妈妈，这也不需要担心。

✳ 病理性腹痛

急性阑尾炎：一般人患急性阑尾炎时腹部压痛在右下腹，而孕妈妈因为胎宝宝的存在，右腹部的压痛随妊娠月份的增加而逐步上移。

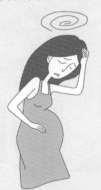

晚期流产：晚期流产主要是指孕12周以后出现腹痛并伴有阴道流血的现象。先是有一阵阵子宫收缩的腹痛，然后胎盘剥离出血，发现这种情况应马上送医院治疗。

卵巢囊肿扭转：因为子宫及附属器官进入到腹腔，引发囊肿扭转，此时动脉血仍可进入囊肿，但静脉血却无法离开囊肿，因而使囊肿肿胀，甚至坏死。孕妈妈会感觉间歇性的一侧下腹痛，同时伴有恶心、呕吐和虚脱，应马上去医院。

严重的子宫扭转：怀孕时，因子宫、卵巢病变引起子宫扭转超过90°的现象，有可能引起急性腹痛，严重时还可引起孕妈妈休克或胎儿窘迫等情况。轻者可用卧床休息、服止痛药及改变孕妈妈姿势来加以改善；如果严重只能通过剖腹探查来矫正，若胎宝宝成熟，亦可同时进行剖宫生产。

01 02 03 04 05 06 07 08 09 10 11 12 13 (14) 15 16 17 18 19

体重管理小秘书：孕妈妈的腰身看起来丰满了很多，体重也增加了。在身体允许的情况下也可以适当做些家务，以不感到疲累为限。

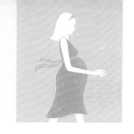

妈妈：此时体内雌激素还在发挥作用，阴道分泌物一直在持续分泌。

巧妙应对孕中期常见的小症状

虽然常说孕中期是整个孕期最舒服的，不过也常有很多不大不小的麻烦出来困扰孕妈妈，对于这些孕中期的小症状，我们自有办法对付它。

✳ 干眼病

胎盘激素会使孕妈妈的角膜干燥，且更加敏感，如果眼睛有异物感或比平时敏感，充血或产生较多的黏性分泌物，那么可能患了干眼病。

专家支招：用市售的"人造泪液"就可以缓解。孕期的干眼病一般都能在产后自行恢复。注意不能选只用于治疗眼睛充血的滴眼液。如果孕妈妈注意到眼干和焦距的变化，应减少配戴隐形眼镜的时间，并在不得不佩戴时经常湿润镜片，最好换戴普通眼镜。断奶后眼睛的屈光就会恢复正常。

✳ 胃灼热

从孕14周到28周，子宫迅速增大，对胃产生挤压，酸性物质返回食道，引起咽喉部及食道胸段的烧灼感，就是孕妈妈常说的胃灼热。

专家支招：当出现胃灼热时，坚持站立或从床上坐起来，借助重力帮助消化系统运动，或者喝一杯淡热茶等都可以缓解。平时吃饭细嚼慢咽、少量多餐，进餐时避免大量喝水，少吃辛辣类、油脂类食物，餐前喝少量的酸奶，都能减少胃灼热现象。如果胃灼热长期存在，则需请医生检查。

✳ 便秘或便中带血

由于孕妈妈体力活动减少，胃肠蠕动缓慢，加之子宫挤压肠部，肠肌肉乏力，常常出现肠胀气和便秘，严重时可发生痔疮。

专家支招：孕妈妈要注意摄入预防便秘、富含膳食纤维的食物，如整粒谷物、水果和蔬菜；每天喝水1~1.5升为宜，每天有规律地锻炼，比如快走半小时。及时排毒可使孕妈妈有个好身体、好心情。

✳ 皮肤瘙痒

许多孕妈妈会遭遇皮肤瘙痒的困扰，尤其是随着腹部增大导致的腹部局部瘙痒，这是由于胶原蛋白断裂，出现了妊娠纹造成的。

专家支招：孕妈妈可用橄榄油按摩缓解。如果异常瘙痒，属于病理性瘙痒，最好去医院诊治，不可擅自用药止痒。

"做爱做的事"

怀孕期间，受心理和内分泌的影响，孕妈妈的性欲会有所下降或变得强烈。其实孕妈妈不必对性生活敬而远之，只要避开容易导致流产的孕早期和孕晚期，怀孕4个月以后的孕妈妈是完全可以"做爱做的事"的。

✳ 孕期性生活的好处

有些孕妈妈惧怕性生活，害怕阴茎触及胎宝宝的头部，进而影响胎宝宝智力。但事实上，妊娠中的性生活不仅有利于孕妈准爸，更有利于胎宝宝的发育，充满愉悦的荷尔蒙与爱液会促进胎儿脑神经的发育。

✳ 孕期性生活讲究较多

孕妈准爸在性生活前要排尽尿液、清洁外阴和男性外生殖器，选择不压迫孕妈妈腹部的姿势。一般主张动作轻柔不粗暴，插入不宜过深，频率不宜太快，时间以不超过10分钟为度。孕妈妈在性生活后应立即排尿并洗净外阴，以防引起上行性泌尿系统感染和宫腔内感染。性交过程中，孕妈妈如果感到腹部发胀或疼痛，应该立即休息，等胀痛感消失后再继续。如果一种体位让你很不舒服，应要求更换其他的体位，准爸爸也要时刻关注孕妈妈的反应，双方亲密配合，才会让孕期性生活更快乐。此外专家还建议，孕期性生活最好使用安全套或体外排精。

✳ 选择最惬意的姿势

女上男下：孕中期的性生活选择此种姿势比较理想。

侧卧式：男方和女方均侧卧，女方将上面一条腿搭在男方双腿上。这样可使腹部免受压迫。

男上女下式：男方在上面，但应注意双手支撑，以免对女方腹部造成压迫，这种姿势可一直运用到腹部隆起过大为止。

坐入式：女方面对面坐在男方双腿之上（适合腹部不太大的时期）。当腹部变大时，女方可转过身体用坐姿后入式。

后入式：女方面朝下四肢支撑身体，男方采取跪姿后入式。此姿势也不会压迫女方腹部。

孕中期性生活不宜太频繁。

健康饮食小建议

这段时间，大多数孕妈妈的妊娠反应逐渐消失，胃口也渐渐变好，而胎宝宝的发育开始加速，所需营养大大增加，孕妈妈需要摄入的营养也应逐步增加。具体又该如何做呢？一起来看看专家提的小建议吧。

✳ 适当增加营养摄入量

此时胎宝宝生长迅速，孕妈妈需要增加高热量食物的摄入，如能量不足就会出现肌肉酸痛、身体乏力等不适，同时也会影响胎宝宝生长。因此孕妈妈最好要全面摄入营养。但要注意，再好吃、再有营养的食物也不要一次吃得过多，也不要一连几天都大量食用同一种食品，要知道营养过于单一化也不利于胎宝宝发育。

✳ 重点补充啥

孕妈妈在全面摄入营养的基础上，尤其要补充优质蛋白质和维生素。优质蛋白质是胎宝宝大脑发育最理想的"原料"；维生素是生物生长和代谢所必需的有机物，其中维生素 D 有助于钙的吸收，在胎宝宝牙根发育的关键期尤为重要。除此之外，促进大脑发育的食物也应多多摄入，如富含亚麻酸的核桃。

✳ 零食随身带

此时孕妈妈胃口大开，易产生饥饿感，可备一些零食，既能及时补充能量，又有益于胎宝宝的发育。但要避免摄入大量油炸、高热量零食，如薯片、薯条等油炸食品，否则不仅影响正餐摄入量，还会受其中的添加剂影响，进而波及到胎宝宝。孕妈妈可根据自身情况，选择一些坚果和新鲜水果，如核桃、红枣、黄瓜、西红柿、苹果等，以及全麦面包，麦片制成的小饼干、麻花卷等。与此同时还要注意，水果亦不可

过量食用，有可能会增加糖分摄入，甚至引发妊娠糖尿病。

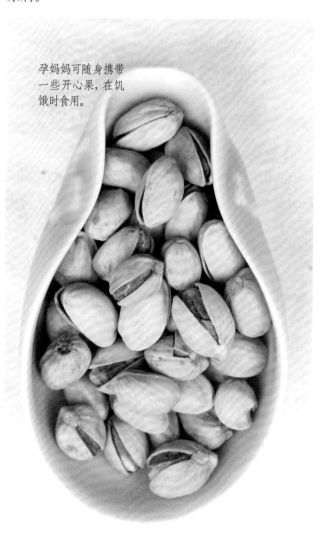

孕妈妈可随身携带一些开心果，在饥饿时食用。

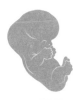

宝宝：胎毛已经布满全身，眉毛和头发一样在零星生长，听觉器官还在发育之中，但他能通过羊水的震动感受到声音，听到妈妈的心跳。

专家说唐氏筛查

生个身体健康、智力正常的宝宝是每个家庭的期望。但在漫长的怀孕历程中，众多的致畸因素可致胎儿畸形，为了避免唐氏儿的出生，每位孕妈妈都应按国家优生优育政策，到医院进行相关产检，确保宝宝的健康。从怀孕3个月起，孕妈妈最好做孕期胎儿唐氏综合征产前筛选检查，简称唐氏筛查。

✳ 什么是唐氏综合征

一般在孕15~20周之间会进行唐氏综合征产前筛查，简称唐氏筛查。唐氏综合征是人类最常见的一种染色体病，也是第一个被确认的染色体病。

唐氏儿通常为先天性智力障碍，生活不能自理，需要家人的长期照顾。其特征主要表现为严重的智力低下，只有同龄正常人的1/4~1/2。唐氏儿有独特的面部和身体畸形，如小头、枕部扁平、项厚、眼裂小、眼外侧上斜、内眦深、眼距宽、马鞍鼻、口常半开、舌常伸于口外、手指短粗、掌纹有通贯、小指内弯等。常呈现嗜睡和喂养困难，动作发育和性发育都延迟。男性唐氏婴儿长大至青春期，也不会有生育能力。而女性唐氏婴儿长大后有月经，并且有可能生育。患儿常伴有先天性心脏病等其他疾病，因免疫功能低下，易患各种感染，白血病的发生率比正常儿增高10~30倍。

✳ 唐氏筛查很简单

做唐氏筛查并没有孕妈妈想象中那么复杂，只需抽取孕妈妈的血清，检测母体血清中AFP和HCG的浓度，再结合孕妈妈的预产期、年龄和采血时的孕周，计算出怀有唐氏儿的危险系数，这样就可以查出80%的唐氏儿。万一检查结果显示"高危"也不用紧张，这只是表明有可能生出唐氏儿，结果并非一定，还要进行进一步的检查才能确定结果，只要听从医生的建议和安排就可以了。

做唐氏筛查时虽然需要抽血，但是无需空腹。检查的结果与月经周期、体重、身高、准确孕周有关，最好在检查前向医生咨询其他准备工作。另外，有些医院可能并没有做唐氏筛查的资质，孕妈妈需提前了解，到有相关资质的医院进行检查。

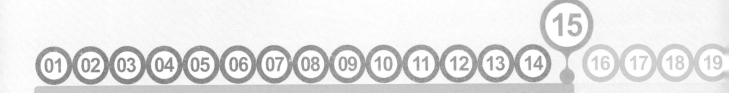

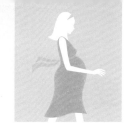

体重管理小秘书：有效预防便秘也是孕期体重管理的一个良好保证。

妈妈：孕妈妈可能会感觉头晕，要注意动作缓慢，并适时休息。

✳ 唐氏综合征与哪些因素有关

年龄因素：35 岁以上的孕妈妈是高危人群，其唐氏阳性率为 44%，35 岁以下为 6%。另外，有研究指出准爸爸的年龄与此症也有一定的关系，当其年龄超过 40 岁时风险要高于正常人群。

环境因素：接触过大量化学物质和大量的农药，或在孕期曾服用致畸药物，或家中养携带病原体的宠物，或长期在高辐射环境中工作等环境因素都会增加胎儿患唐氏综合征的可能性。环境污染、接触有害物质，有吸烟、喝酒等不良嗜好也容易使精子或卵子发生畸变，从而导致染色体变异。

其他因素：以往有畸形儿，家族中有唐氏儿，孕前和孕期的病毒感染也是诱发唐氏综合征的重要原因之一。

✳ 一定要做唐氏筛查吗

唐氏综合征目前尚无彻底有效的治疗方法，最好的办法就是在孕期及早地发现情况，以便万一确诊胎儿患有此疾病，有时间进行下一步的考虑和打算。另外也要听从医生的建议和指导，理智对待。

其实，做唐氏筛查只能筛检出 60% ~70% 的唐氏综合征患儿，只能判断胎宝宝患有唐氏综合征的概率，不能明确胎宝宝是否患上唐氏综合征。

另外，即使化验指数正常，也不能保证胎宝宝肯定不会患病，因为还存在假阴性率。如果是高危孕妈妈，需要再进行羊水穿刺或绒毛检查进行确诊，如果结果正常，才可以百分之百地排除唐氏儿的可能。

既然唐氏筛查准确率不高，为什么不直接做羊水穿刺或绒毛检查呢？因为羊水穿刺和绒毛检查有导致流产的危险。相对来说，唐氏筛查抽取的是孕妈妈外周血，没有危险性，所以医生和孕妈妈更倾向于这种经济简便又没有风险的方法。

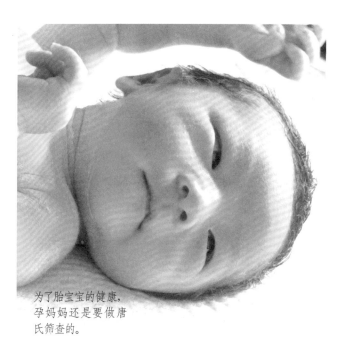

为了胎宝宝的健康，孕妈妈还是要做唐氏筛查的。

现在补钙很重要

现在孕妈妈必须加强补钙了。如果钙质供给不及时，孕妈妈血钙会降低，从而导致骨钙溶解来弥补血钙的不足，这对孕妈妈的健康极其不利。长期缺钙还会影响胎宝宝的正常发育和生长，严重时可能会导致先天性佝偻病。因此，孕妈妈从现在起，就要把补钙提上日程。

✳ 每天所需钙量

孕妈妈每天至少需要 800 毫克钙。为保证胎宝宝骨骼的正常发育，又不动用母体的钙，到孕中期以后，孕妈妈要增加到每天 1000 毫克钙。

✳ 不宜喝久熬的骨头汤补钙

有的孕妈妈想用多喝骨头汤的方法来补钙，而且认为骨头汤煮得越久越好，其实骨头汤补钙的效果并不是特别理想。因为动物骨骼中所含的钙质，不论

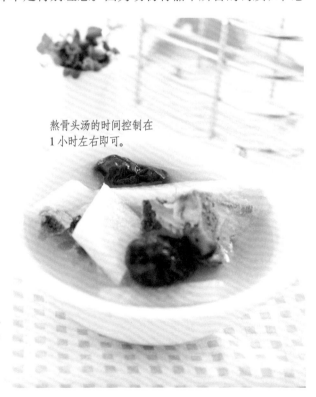

熬骨头汤的时间控制在
1 小时左右即可。

多高的温度，也不能融化。而且煮骨头汤 1 个小时左右就可以了，过久烹煮，反而会破坏骨头中的蛋白质。骨头上总会带点肉，熬得时间长了，肉中脂肪析出，会增加汤的脂肪含量，很油腻，让孕妈妈感觉不适。

✳ 补钙有良方

"晒补"。每天晒太阳至少30分钟，有助钙的吸收。

食补。这是最好、最安全的补钙方法。为了配合胎宝宝骨骼发育的需要，孕妈妈应当多吃含钙较多且易吸收的食物，如小鱼、虾皮、牛奶及奶制品、芝麻酱、鸡蛋、豆腐、海带等。

药补。如果仅从食物中摄取，满足不了胎宝宝对钙质的需求，对于年轻、骨质还在发育的孕妈妈和有乳糖不耐症的孕妈妈来说，额外补充钙片是比较重要的。在补充前应咨询医生，选择服用一些适合孕期服用的钙剂。注意看好包装上钙的含量，不同的钙片每片的含量也不同，切不可盲目乱补或补钙过量，否则会产生很多难以预见的危害。市面上的钙片一般每片含柠檬酸钙或碳酸钙 200~500 毫克，一天补充 500~600 毫克是比较适合的。最好在进食时吃，吸收会比较好，而菠菜、麦麸等则会影响钙质的吸收，最好避免与钙片同时服用。

健康肠道防便秘

一提到孕期便秘，很多孕妈妈仍会心有余悸。没有经历的人绝对想象不到它是怎样影响整个孕期生活乃至情绪的。

✱ 为什么会便秘

由于孕期体内高水平黄体酮的影响，使得肠管松弛，食物残渣在穿过肠管时非常缓慢。而增大的子宫挤压肠管也会造成便秘。另外孕期运动量减少也是便秘原因之一。

✱ 注意饮食

孕期不宜吃辛辣刺激性的食物，也不宜在做饭时使用过多热性调料，如花椒、大料、胡椒粉等，以免引起便秘。经常便秘的孕妈妈宜吃下列食物进行调理。

富含膳食纤维的食物	糙米、红薯、豆芽、韭菜、芹菜、蘑菇、梨、草莓等
富含脂肪酸的坚果和植物种子	核桃、腰果、葵花子等
能促进肠蠕动的食物	香蕉、蜂蜜、果酱、酸奶等
含水分多的食物	水果、蔬菜等，平时也应合理补充水分

✱ 坚持运动

每天要有足够的户内和户外运动，运动的最佳方式是每天散步。散步时，需选择空气新鲜、人流量不大的地方，如郊外、花园等，尽量不要去人流量大、空气污浊的地方，如商场、市场等。

✱ 养成定时大便的习惯

养成定时大便的良好习惯，可在早上起床后、早餐后或睡觉前，不管有没有便意，都按时去厕所，慢慢就会养成定时大便的习惯。此外，除了定时以外，孕妈妈一有便意也要马上去厕所，及时应答身体的信号，不至于让肠道越来越懒。反之会使便秘愈加严重，甚至引起痔疮等问题。孕妈妈排便时最好使用坐式马桶，以减轻下腹部血液的瘀滞和痔疮的形成。

✱ 不可自行喝通便茶

如果孕妈妈便秘严重，经常两三天都不能排便，应及时和医生沟通，听从医生的指导服用通便的药物。不可随意喝通便茶或泻药，特别是孕晚期。因为这些通便的药会影响胎宝宝的正常发育，严重者会引起子宫收缩，导致早产或流产。

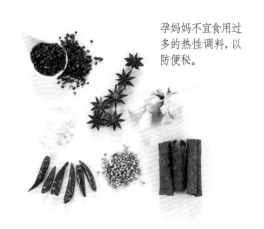

孕妈妈不宜食用过多的热性调料，以防便秘。

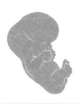
提前对抗妊娠纹

只要一说起妊娠纹，许多孕妈妈就会谈"纹"色变。如何对妊娠纹说"不"呢？专家认为，由于妊娠纹产生后就不太可能完全消除，因此孕期的预防工作就显得格外重要，建议孕妈妈尽早采取以下的行动。

✳ 控制体重

如果孕妈妈孕期体重增长过快，皮下组织会被过分撑开，皮肤中的胶原蛋白弹性纤维断裂，就容易产生妊娠纹。因此孕妈妈适当控制体重，可以有效防止和减轻妊娠纹的产生。

✳ 坚持按摩

适度按摩肌肤，尤其是按摩那些容易堆积脂肪产生妊娠纹的部位，如腹部、臀部下侧、腰臀之际、大腿内外侧、乳房、腋下等，可以有效增加皮肤和肌肉的弹性、保持血流顺畅，避免过度牵拉皮肤中的胶原蛋白弹性纤维，减轻或阻止妊娠纹的产生。按摩的同时如果配合抗妊娠纹的按摩油或按摩乳液一起使用，效果会更好。

✳ 保持湿润

如果肌肤干燥，皮肤被拉扯的感觉会格外强烈。此时，孕妈妈可以选用适合体质的乳液，再做重点部位按摩。做肌肤的保湿护理，可增加肌肤的柔软度和弹性，使得皮肤组织在脂肪堆积扩张时，能够更加适应。另外在使用乳液滋润肌肤的同时，还可以减轻妊娠纹处皮肤变薄时产生的瘙痒感。

✳ 吃对食物

孕期应均衡摄取营养，每天早晚喝两杯脱脂牛奶，适当多吃一些含胶原蛋白丰富的猪蹄、羊蹄等，有利于增强皮肤弹性，减少妊娠纹。除此之外，孕妈妈还应多吃一些膳食纤维丰富的蔬菜、水果和富含维生素C的食物，以此增加细胞膜的通透性和皮肤的新陈代谢功能。少吃油炸、高色素食物，控制糖分摄入。

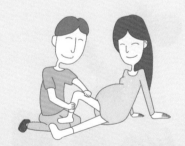

(01)(02)(03)(04)(05)(06)(07)(08)(09)(10)(11)(12)(13)(14)(15) **16** (17)(18)(19)

体重管理小秘书：适当控制体重，也是抗"纹"的一大妙招呢。

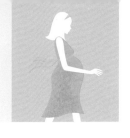

妈妈：大部分孕妈妈的肚子开始显山露水，有些还会感觉到第一次胎动。

孕妈妈要安全出行

怀孕后，孕妈妈也不必整日待在家里，可以出去走走，不过孕妈妈需注意整个孕期的出行安全，避免不安全的因素。

✳ 不宜骑自行车出行

骑自行车的姿势会使腹部受压，易导致盆腔充血，不利于胎宝宝发育。而且若路面不平坦，骑车上下颠簸，还会增加子宫震动，不利于胎宝宝在子宫内的稳定。

✳ 乘坐公交车的注意事项

出门时，最好避开交通高峰，提前出门。交通高峰时，车内人多，有可能会使孕妈妈腹部受到冲撞，而过于拥挤的环境空气污浊，也不利于孕妈妈呼吸新鲜空气。若在车内遇人多拥挤的情况，孕妈妈可提前下车，换乘下一辆或者改乘其他交通工具。

✳ 长途火车或汽车宜选卧铺

孕妈妈在坐长途汽车或者火车的时候，一定要做好自我保护工作，最好是买卧铺，因为久坐会加重孕妈妈的水肿，而卧铺可以坐坐躺躺，就不会太累。

✳ 不宜坐轮船

采用轮船的交通方式来出行是不好的出行方式，因为当遇到大风浪的时候，孕妈妈很容易发生早产或是流产。所以孕妈妈们最好还是不要乘坐轮船出行，不然可能会引起身体不适，带来危险。

✳ 谨防鲁莽的行人

孕妈妈出行时宜慢行，并眼观六路。路上行人较多，别人可能注意不到你，这就需要你提高警惕，如果对面有行色匆匆的行人走过来要提前避让，免得他不小心撞过来而躲之不及。

此外，孕妈妈也应远离正在跑跳的孩子，以免孩子冲撞到自己。

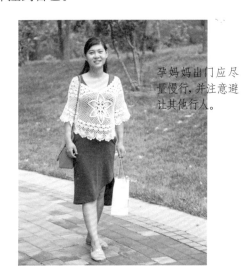

孕妈妈出门应尽量慢行，并注意避让其他行人。

22 23 24 25 26 27 28 29 30 31 32 33 34 35 36 37 38 39 40

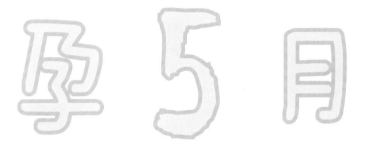

　　俗语说"瞒三不瞒四",现在的你,有了孕妈妈的风姿,同时开始收获来自胎宝宝带给你的感动,肚子里胎宝宝的小动作,一下就让你感觉到什么叫作"幸福满满"。

17~20 周要事提醒

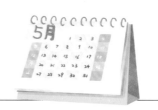

随着孕期的进展，在孕 5 月里，孕妈妈的外貌和体形更加具有孕妇特征，和胎宝宝的交流也开始频繁起来，在对这神奇的互动充满兴趣的同时，可千万别忘记这个月还有一些事情要谨记哟。

胎教，走起

此时进入了胎宝宝发育的关键期，也许就在这一周便可以感觉到胎动了。这个时候是进行胎教的好时机。

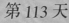

第 113 天

开始测量宫高和腹围

除了定时去医院产检，孕妈妈从现在起，还可以每周在家自测宫高和腹围，对照妊娠周数及其标准，了解胎宝宝宫内发育情况，估计胎宝宝大小和羊水多少。若发现异常，应及时到医院检查。

每天数一数，健康可预知

第 125~126 天

计数胎动需重视

一般来说，孕妈妈在这月左右就能感觉到胎动了。因为胎动是孕妈妈了解胎宝宝健康状况最简易的方法，医生可能会要求你每天数一数胎动。胎动的次数、快慢、强弱等可以提示胎宝宝的安危。

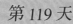

第 119 天

穿出时尚"孕"味

孕妈妈的体态变化虽然越来越明显，但只要选对了衣服，再加上合理的搭配，依然可以美丽动人，并以独特的"孕"味展示于职场与生活中。

第 122 天

安眠有妙招

由于怀孕后内分泌的周期性变化，孕妈妈到五六个月后可能会出现失眠状态。此时可通过适当运动、转变睡姿、调节心理等方法来营造优质睡眠。

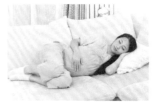

宝宝，因为你的轻轻一脚，妈妈感动得差点哭出声来！

记住，爸爸妈妈会和你一同进退，直到永远。

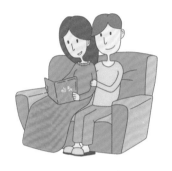

感知胎宝宝的一举一动，要用心，才放心。

宝宝的心跳好清晰呀

第 137 天

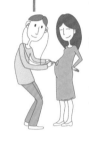

做好胎心监护

产前胎心监护是为了检测胎宝宝的正常发育情况，在胎宝宝缺氧早期发现并纠正。除了产检时要做胎心监护，平时自己在家也可以做。

第 127~128 天

"内外"兼修

胎宝宝"内"是髓鞘，是一种一种髓鞘的物质，可以保护胎宝宝身体内的所有神经；"外"有防水的胎儿皮脂，可以保护胎宝宝长时间浸泡在羊水中的皮肤，正所谓"内外"兼修。

第 140 天

大排畸

孕妈妈需要按照医生规定的时间进行彩超排畸检查，目前有三维彩超或四维彩超两种检查方式可供选择。

第 131 天

"踢肚子"游戏时间到了

当肚子被胎宝宝踢时，孕妈妈可以轻轻拍打被踢的部位，静候第 2 次踢肚，以此刺激胎宝宝的反射能力，不仅有助其体格发育，还能增进母子感情。

孕5月产科专家有问必答

孕5月，是孕妈妈感觉最为平静、舒适的月份之一。这个月内，孕妈妈的身体和胎宝宝基本上已彼此适应，请专家来为你解答一些小疑问，以便更加顺利地度过这个时期。

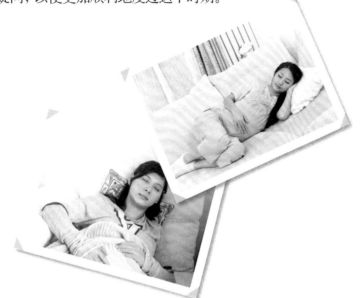

为什么怀孕后用左侧卧位

在孕中晚期尽量不要仰卧，最好采取左侧卧位睡眠。因为这个阶段子宫迅速增大，而且大多数孕妈妈子宫右旋，左侧卧位可减少增大的子宫对孕妈妈腹主动脉及下腔静脉和输尿管的压迫，改善血液循环，增加对胎宝宝的供血量，有利于胎宝宝的生长发育。当然，整晚只保持一个睡眠姿势是不太可能的，可以左右侧卧位交替。

头晕眼花是怎么回事

导致孕妈妈头晕眼花的原因有很多，专家建议根据原因采取相应措施。如果是生理性贫血，可多吃动物肝脏和瘦肉，并补充铁剂。如果是孕期血管扩张或生理性低血压，或久站后脑部供血不足，最好不要长时间站立。如果是妊娠反应严重并持续到孕中期，进而因营养供应不足引发低血糖，就要注意增加饮食摄入。此外，猛然改变姿势也容易导致眩晕，所以孕妈妈在变换姿势或位置时应尽量放慢速度。

孕期可以戴戒指和镯子吗

产科医生再三叮嘱

漂亮的戒指和镯子戴在手上熠熠生辉，能为美丽的孕妈妈增色不少。但是孕妈妈在怀孕时，皮肤会变得松弛，血液循环也会出现变化，有时候甚至会出现水肿。这样一来，原本合适的戒指或者镯子就会变得紧箍了。如果孕妈妈不及时摘下来的话，长此以往，会造成血液循环不畅。尤其是金属的戒指和镯子，其质地、成分不明确，很可能引起皮肤过敏，天气炎热时还有可能引发接触性皮炎。所以，孕期请先摘下首饰吧。

坐骨神经痛怎么办

孕中期，孕妈妈腹部隆起，背部压力增加，挤压坐骨神经，会使腰部以下直到腿的位置产生强烈的刺痛。此时孕妈妈不要以同一种姿势站或坐超过半小时。白天别走太多路，每次步行都应控制在 30 分钟以内。坐时将椅子调到舒服的高度，并在腰背部放靠垫，变化坐位姿势。适当做腰部拉伸以缓解腰部肌肉的紧张。采用舒服的睡姿，睡前用热毛巾热敷或轻柔按摩腰背部，可减轻疼痛。

产科医生
再三叮嘱

房间铺地毯对孕妈妈有影响吗

长期没洗的地毯中藏着很多灰尘和细菌，不利于孕妈妈的身体健康，灰尘中的小颗粒进入呼吸系统还易引起过敏。地毯还是螨虫栖身的处所，螨虫在这里排泄出的小颗粒极易被吸入，进而引发过敏性哮喘。为了孕妈妈，地毯暂时拿掉吧。

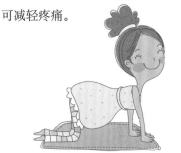

面部出现色斑怎么办

孕期由于激素水平改变，加上一些孕妈妈停用了防晒护肤品，接触紫外线后就容易出现色斑。尤其在孕中期后，孕妈妈皮肤变得敏感，更易导致色斑。所以，孕妈妈出门时要做好防晒措施，打把遮阳伞、戴上宽檐的帽子或者戴副太阳镜，简单安全。当然也可以适当选择一些安全性能高、无香精、香料成分的防晒霜，出门前 15 分钟涂抹，但晚上回家时一定要清洗干净。

怀孕以后，还可以养花吗

怀孕以后依然可以摆弄花草，但需谨慎。有些花草可能会让孕妈妈产生不适，比如：茉莉、丁香、水仙等具有浓郁香味的花卉，容易引起食欲下降，甚至恶心、呕吐、头痛；万年青、五彩球、洋绣球、迎春花等可能导致皮肤过敏；夜来香、丁香等会与孕妈妈争抢氧气。如果实在分不清哪些花草适合在房间里摆放，那就选盆最简单的吊兰或绿萝吧，美丽又清新。

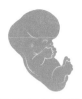

宝宝：这周胎宝宝已经能对外界的声音做出反应了，有时听到有节奏的音乐还会手舞足蹈。如果留心，这时就能真实地感觉到胎动了。

享受星级产检

现在胎宝宝在肚子里面是怎样的状况呢？这是每个孕妈妈都关心的问题。本次产检需要测量宫高和腹围，这是最直接的获得胎宝宝生长数据的方式。宫高和腹围的增长是有一定规律和标准的，每次产检都要测量宫高及腹围以估计胎宝宝的发育情况。如果连续两周宫高没有变化，孕妈妈需引起警惕。

✳ 本月产检项目

本月的产前检查，孕妈妈可能会做的项目有：

☐ 子宫检查，测量宫高、腹围

☐ 检查你的乳房和皮肤

☐ 检查手、脚有无肿胀和静脉曲张

☐ 体重与血压检查

☐ 验尿

☐ 听胎宝宝的心跳

☐ 通过超声波看看胎宝宝(胎宝宝排畸筛查)

☐ 胎宝宝的活动能力评估：胎宝宝多久动一次，以及你的感觉如何

☐ 与医生讨论你的感觉和关心的问题

（以上项目可作为孕妈妈产检参考，具体产检项目以医院及医生提供的建议为准。）

✳ 专家解读产检报告

可以按照下面的方法测量宫高和腹围，测量完以后再对照下页的表格，估算胎宝宝的发育是否在正常范围内。

宫高的测量：从下腹耻骨联合处至子宫底间的长度为宫高。

腹围的测量：通过测量平脐部环腰腹部的长度即可得到。

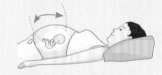

宫高的测量：从下腹耻骨联合处至子宫底间的长度为宫高。

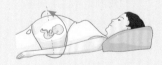

腹围的测量：通过测量平脐环腰腹部的长度即可得到。

17

01 02 03 04 05 06 07 08 09 10 11 12 13 14 15 16 ● 18 19

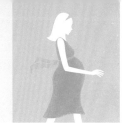

体重管理小秘书：孕妈妈可在家中准备体重秤，每星期称 1 次体重并记录。

妈妈：子宫还在继续增大，有时会感到微微的腹胀或腹痛。

宫高正常标准表（单位：厘米）

妊娠周数	下限	上限	标准	你的呢？
满 20 周	15.3	21.4	18	
满 24 周	22	25.1	24	
满 28 周	22.4	29	26	
满 32 周	25.3	32	29	
满 36 周	29.8	34.5	32	
满 38 周	30	35.3	33.33	

腹围正常标准表（单位：厘米）

妊娠周数	下限	上限	标准	你的呢？
满 20 周	76	89	82	
满 24 周	80	91	85	
满 28 周	82	94	87	
满 32 周	84	95	89	
满 36 周	86	98	92	
满 38 周	89	100	94	

✱ 产检前你需要注意这些

测量宫高、腹围这两项检查都没有疼痛感，孕妈妈不必紧张，要保持平稳的呼吸，以免影响测量结果。

很多医院会在本月末，也就是孕 20 周的时候建议孕妈妈做超声波排畸检查，主要是看胎宝宝外观发育上是否有较大问题。如果孕妈妈照的是四维彩超，还可以看到胎宝宝的实时面部表情。

实际上，腹围的增长情况不可能完全相同。这是因为怀孕前每个人的胖瘦不同，腹围也不同。有的孕妈妈孕后体重迅速增加，腹部皮下脂肪较快增厚，腰围、腹围增长都比别人快；有的孕妈妈妊娠反应较重，进食少，早期腹围增加不明显，等到反应消失，体重增加后腹围才开始明显增加。

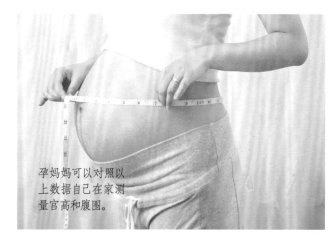

孕妈妈可以对照以上数据自己在家测量宫高和腹围。

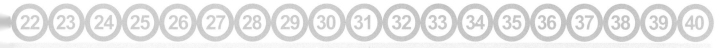

孕期美装大集结

与传统的孕妇装相比，美装的新穿衣哲学更受孕妈妈欢迎。不但有个性化的穿衣风格，设计也相当多样化、年轻化，产品更具有一定的功能性，让你在人前也别有一番"孕"味。

✳ 美装购置小技巧

先清点衣柜中有哪些衣服是怀孕后还可以继续穿的，再考虑需要添购的数量，还要兼顾材质和实用性，最好去商场购买，能试穿一下。

✳ 单品推荐

上衣：在合身的基础上，保证腹部的宽松，可以根据自身的喜好，穿出自己的风格。

长裤：选择可调整腰围的长裤。这样，可以从孕中期一直穿到宝宝出生。另外，也有一种孕妇裤，在

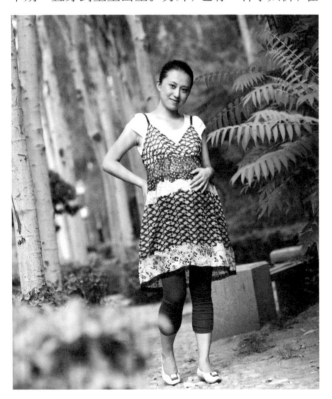

小腹处是一种特殊的弹性设计，其他部位仅比一般的裤子略微宽松一些。上班族的孕妈妈可以选择这种款型，因为它穿起来不会显得很臃肿。

背带裤：背带裤几乎成了孕妈妈们的标志性服饰。它基本以条绒面料和牛仔面料为主。条绒面料质地柔软，穿着舒适；牛仔面料保暖效果较好，感觉活泼可爱。与长裤相比，背带裤搭配的上衣不必过于讲究，只要穿起来比较宽松舒适就可以了。但它的缺点是穿脱比较麻烦。

套装：如果是需要经常出席正式场合的孕妈妈，也可选择套装式的孕妇装，体现职业性。

✳ 不同场合巧搭配

上班：选择较正式的洋装或套装，或是以长裤搭配俏丽的上衣。先准备一些基本款，如单件上衣、衬衫，黑、白裤装，以及背心裙、一件式洋装等，再搭配购买合适的服装，以少量衣服变出多种穿法。

居家、休闲：可选择针织类、棉绒类休闲套装，永远不会过时的牛仔布系列服装，或是以运动服加以变化的孕妇装；宽松的短裤和 T 恤也比较舒适，无袖连衣裙是夏季最好的选择。

宴会：可以购买一件较有质感的服装，再搭配一条项链或披肩，便能营造出宴会的效果。

睡衣：市面上有为孕妈妈设计的睡衣，宽松的腰围设计，能让你睡觉时更为舒服。

美味和营养，当然可以兼得

怀孕期间，孕妈妈所需营养会随着时间的推移而增加，如何保证营养充分、均衡，就要从选对食材、选好食材开始。下面介绍 2 种食材，不仅营养丰富，而且味道鲜美。

❋ 优选食材

1. 胡萝卜：其中富含的胡萝卜素能够保护孕妈妈和胎宝宝的皮肤细胞和组织健全。

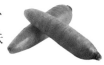

2. 猕猴桃：其中富含的维生素 C 不仅能预防坏血病，还可促进胶原组织形成，维持骨骼发育。

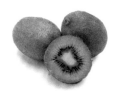

❋ 营养食谱推荐

胡萝卜玉米粥

原料：鲜玉米粒50克，胡萝卜1根，大米60克。

做法：①鲜玉米粒洗净；胡萝卜洗净，去皮，切成小块，备用。②大米洗净，用清水浸泡30分钟。③将大米、胡萝卜块、玉米粒一同放入锅内，加适量清水，大火煮沸，转小火继续煮至大米熟透即可。

营养功效：此粥能补肝明目，清热解毒，在保护孕妈妈和胎宝宝皮肤不受伤害的同时，预防孕妈妈便秘。

牛奶水果饮

原料：牛奶250毫升，熟玉米粒、葡萄、猕猴桃、白糖、水淀粉、蜂蜜各适量。

做法：①将猕猴桃、葡萄均切成小块备用。②把牛奶倒入锅中，加适量的白糖搅拌至白糖化开，然后开火，放入熟玉米粒，边搅动边放入水淀粉，调至黏稠度合适。③出锅后将切好的水果丁摆在上面，滴几滴蜂蜜就可以了。

营养功效：各种水果和牛奶碰撞，能给孕妈妈带来多种口味，而且营养更全面。

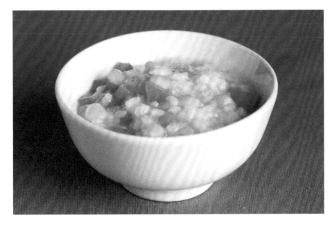

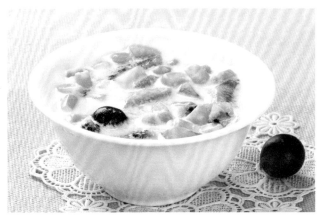

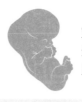
专家说胎动

　　每个孕妈妈都一定记得第一次感受到胎宝宝胎动时，自己那激动、惊讶、幸福的心情。是啊，这是值得纪念和回味的一刻，是母子连心、亲密无间的最直接证明。随着时间的推移，孕妈妈会时不时地感受到腹中胎宝宝的胎动，这一切不仅是孕妈妈独一无二的幸福体验，也是孕期应当密切关注的重要事项。

✳ 胎动是怎么回事

　　胎动指的是胎宝宝的主动性运动，像呼吸、张嘴运动、翻滚运动等，如果是受到母亲咳嗽、呼吸等动作影响所产生的被动性运动，就不算是胎动。

✳ 胎动的感觉

　　胎动的感觉有许多种：扭动、翻滚、拳打脚踢、肚子一跳一跳的、冒泡泡、像鱼在游泳、像虾在跳……胎宝宝在肚子里的动作千变万化，所以每个孕妈妈的胎动感觉会有所不同。

　　在不同的孕周，胎动感受也会有所变化。

　　孕 16~20 周：这个时候胎宝宝运动量不是很大，孕妈妈通常觉得这个时候的胎动像鱼在游泳，或是"咕噜咕噜"吐泡泡。

　　孕 21~35 周：此时胎宝宝活泼好动，孕妈妈能感觉到他拳打脚踢、翻滚等各种大动作，甚至还可以看到自己肚皮上突出的小手小脚。

　　孕 36 周~分娩：此时胎宝宝几乎撑满整个子宫，胎动较以前减弱。

✳ 数胎动为什么很重要

　　产检时，医生一般都会建议孕妈妈在孕中期开始数胎动，并多次强调数胎动的重要性。的确有孕妈妈因为感受到胎动异常及时就医，从而最终保住了宝宝的生命，也有粗心的孕妈妈直到产检时才得知胎儿已经在宫内窒息了。每个孕妈妈对胎宝宝的爱要细化，落实到孕期实际生活和保健中。

✳ 数胎动的 3 种方法

　　方法 1：累计每天的胎动次数。这是最简单的计算方法，孕妈妈可以做一个简单的表格，每天早上 8 点开始记录，每感觉到一次胎动，就在表格里做个记号，累计 10 次后，就说明胎宝宝一切正常。如果从早 8 点到晚 8 点，胎动次数都没有达到 10 次的话，建议尽快去医院检查。

　　方法 2：计算固定时间内的胎动次数。孕妈妈每天测试 3 小时的胎动。如分别在早、中、晚各进行一次。将所测得的胎动总数乘以 4，作为每天 12 小时的胎

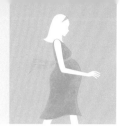

体重管理小秘书：短途的旅行也是一种运动，对孕期体重的控制也是有好处的。

妈妈：臀部浑圆，腹部凸出，走路可能稍显笨重。

动记录。如果每小时少于3次，则要把测量的时间延长至4~6小时，并通过活动、进食后再记数。

方法3：晚饭后测量。胎宝宝一般在晚上更加活跃。孕妈妈在晚饭后19~23点间，测量胎宝宝的胎动次数，看看出现10次胎动所需要的时间。如果超过3小时，胎动的次数达不到10次的话，就需要尽快去医院检查。

专家提醒，胎动的强弱和次数，个体差异很大。但只要胎动有规律，有节奏，变化曲线不大，就说明胎宝宝发育是正常的。而且计数胎动时，孕妈妈要采用左侧卧位或坐位的姿势，环境要安静，思想要集中，心情要平静，以确保测量的数据准确。

✳ 胎动异常要警惕

如果每天都注意记录胎宝宝的胎动情况，细心的孕妈妈很容易发现胎宝宝的胎动异常。比如长时间不动，或者动得过于频繁、胎动力度异常等，这些情况表示胎宝宝遇到了问题。

脐带绕颈。由于胎宝宝可以在羊水内自由地活动，容易发生脐带缠绕住颈部的情况，虽然脐带绕颈很常见，但如果缠绕得太紧就会造成胎宝宝缺氧，胎动减少，甚至死亡。

胎盘剥离。通常会造成孕妈妈剧烈的腹痛、大量阴道出血和胎宝宝心跳减速，通常较容易发生在有高血压病史或腹部曾遭外力撞击的孕妈妈身上。

孕妈妈发热。孕妈妈有轻微的发热时，胎宝宝因为有羊水的保护和缓冲，并不会受到太大的影响，但如果孕妈妈的体温持续超过38℃，胎宝宝也会变得少动。

孕妈妈吸烟或服用镇定剂。将会导致胎宝宝活动力降低甚至体重过轻。

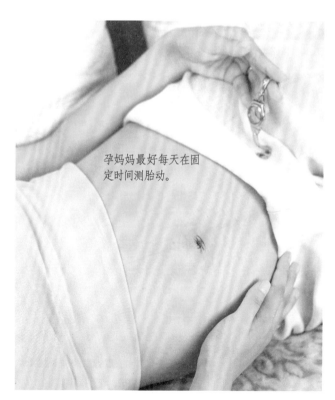

孕妈妈最好每天在固定时间测胎动。

如果想去旅行

　　孕中期，孕妈妈和胎宝宝都进入了相对稳定期。妊娠反应已经消失，腹部的隆起虽然对孕妈妈的行动有些影响，但还没有到非常不便的地步，所以孕妈妈此时最适宜旅行。

✳ 制定合理的旅行计划

　　即使身体状况很好，孕妈妈也不能太过疲劳，所以在行程安排上一定要留出足够的休息时间，出门前一定要征求医生的意见。此外，在出发前必须查明到达地区的天气、交通、医院等，若行程是难以计划和安排的，有许多不确定的因素，还是不去的好。

✳ 要有人全程陪同

　　孕妈妈不宜一人独自出门，如果与一大群陌生人做伴也是不合适的，最好是由丈夫、家人或好友等

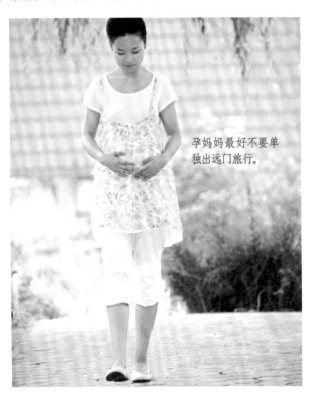

孕妈妈最好不要单独出远门旅行。

熟悉的人陪伴前往，不但会使旅程愉快，当你觉得累或不舒服的时候，也有人可以照顾你。

✳ 选择交通方式

　　如果是短途，坐汽车出行，要系好安全带，当进入服务区时，孕妈妈要下车活动一下。如果是远途，则最好选择火车或飞机。火车旅行，时间长的话就要选择卧铺的下铺。坐飞机，则最好选择靠近洗手间或过道的地方。

✳ 饮食要注意

　　避免吃生冷、不干净或没吃过的食物，以免造成消化不良、腹泻等突发状况；奶制品、海鲜等食物容易变质，若不能确定是否新鲜，最好不要吃；多喝开水，多吃水果，可防脱水和便秘。

✳ 运动量不要太大或太刺激

　　运动量太大容易造成孕妈妈的体力不支，因而导致流产、早产及破水。太刺激或危险性高的活动也不可参与，例如过山车、自由落体、高空弹跳等。

✳ 旅途中随时注意身体状况

　　旅途中，若感觉疲劳要及时休息；若身体有任何不适，如下体出血、腹痛、腹胀、破水等，应立即就医。此外，如果孕妈妈有感冒、发热等症状，也应该及时去看医生，不要轻视身体上的任何症状而继续旅行。

失眠了，怎么办

怀孕的最初阶段，孕妈妈常处于瞌睡状态，但到五六个月后则可能出现失眠状态，由"睡不醒"转为"睡不着"。这一睡眠的周期性变化，与怀孕后内分泌的周期性变化有关。

✳ 禁用安眠药

有些孕妈妈为了免受失眠的困扰，会选择服用安眠药，这是绝对禁止的事情。因为大多数具有镇静、抗焦虑和催眠作用的药物对胎宝宝都会产生不利影响。如巴比妥、苯巴比妥、氟安定、硝基安定、氟硝安定和三唑仑，这些药物均不适合孕期服用。

如果睡眠质量差到忍无可忍，孕期可以适当选用安神的中药。但一定要在医生的指导下服用，同时注意短期服用，不可连续服用超过一周。

✳ 安眠小妙招

遭遇睡眠困扰的孕妈妈不妨用下面的方法找回自己的安睡体验。

给胎宝宝做一个枕头：将一个大枕头的一侧拆开，裁剪成弯月形，并将其中的填充物絮成内侧低、外侧高，最后缝合即可。当孕妈妈侧睡时，将弯月形的肚枕垫在膨凸的腹部下面，能够缓解腹部左、右下坠的不适，给腹部一定的支撑，可有效缓解在妊娠期的睡眠困扰。双胞胎和胎宝宝超重的孕妈妈使用效果更好。

养成正确的睡姿习惯：左侧卧位可避免胎宝宝压迫孕妈妈的腹部大血管，使血液自下肢向心脏回流顺畅，减少心脏负担，保证睡眠质量。

适当的运动可以帮助睡眠：坚持散步、适当做孕妇体操等运动，好身体容易有好睡眠。

睡前少喝水：晚饭时到睡前控制水分的摄取，可减少半夜起床方便的次数，从而利于睡眠。

调节心理，学会精神放松：睡前喝杯牛奶，或是和准爸爸在轻松的状态下聊聊天，都有利于睡眠。

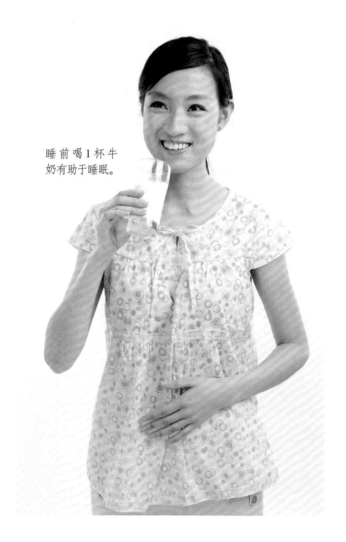

睡前喝1杯牛奶有助于睡眠。

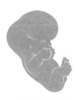

缓解腰酸背痛有妙招

为什么孕妈妈那么容易腰酸背痛呢？主要因为肚子日益增大，骨盆前倾使腰椎的弧度变大，造成腰酸背痛。另一方面，孕期全身的韧带为了分娩而变松，孕妈妈的不良姿势也容易损伤关节或产生腰酸背痛现象。

✳ 注重日常生活保健

虽然腰酸背痛是普遍现象，却是可以预防和缓解的。除了使用托腹带外，日常保健也很重要。

1. 避免久坐或久站，隔一段时间就应该变换姿势或起来走走。

2. 适度地锻炼腰、腹、背等部位的肌肉。

3. 站立时骨盆稍后倾，抬起上半身，肩稍向后落下，同时避免长时间站立。

4. 坐时后腰要舒服地靠在椅背上，上半身伸直，不要长时间坐无靠背的椅子。

5. 行走时全身放松，穿平底鞋。

6. 采用蜷曲侧卧式睡姿，使用上文提到过的侧睡枕。仰卧时将枕头垫于膝关节下。

7. 若每天的站立时间在四五个小时，可以使用护腰带，会达到很好的防治效果。

8. 多晒太阳，保证摄入充足的钙，增加骨骼的强度。

9. 晚上洗澡时，用稍热的水冲洗腰背部，可以减轻腰酸背痛的情况。

✳ 缓解腰酸背痛食谱

炙杜仲炒腰花

原料：炙杜仲12克，猪腰子250克，料酒25毫升，葱、酱油、醋、豆粉、蒜、姜、盐、白糖、花椒、猪油、植物油各适量。

做法：①猪腰子对剖两半后去腰臊和筋膜，切成腰花；姜切片、葱切段，备用。②炙杜仲放锅内加清水适量，熬成药液150毫升。③用一半药液加料酒、豆粉和盐，拌入腰花内，另一半药液加白糖、酱油、醋兑成调味汁。④大火热锅，倒入猪油和植物油至八成热，花椒炝锅，投入腰花、葱、姜、蒜快炒，倒入调味汁，腰花熟后即可出锅。

营养功效：味鲜肉嫩，适合孕妈妈补益腰肾。

01 02 03 04 05 06 07 08 09 10 11 12 13 14 15 16 17 18

19

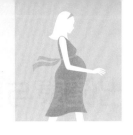

体重管理小秘书：注重合理饮食和优质睡眠，有助于孕妈妈的体重稳步增加。

妈妈：乳晕和乳头颜色更深了，乳房增大迅速，这是在为哺育宝宝做准备。

孕期洗头亦有妙招

孕妈妈的肚子越来越大后，洗头发就变成了一件很困难的事情。孕妈妈可以根据发质减少或增加洗头发的次数，此外，还有一些小妙招可以帮助孕妈妈轻松洗头发。

❋ 准爸爸帮忙洗头

孕妈妈可以躺在躺椅上，由准爸爸来帮着洗头，这对于准爸爸来说是举手之劳，不仅解决了孕妈妈洗头难的问题，也能让洗头过程充满爱意，是交流感情的好机会。如果孕妈妈喜欢自己站着淋浴洗头也可以，只是一定要使用防滑垫，以防因地面过滑，重心不稳而摔倒。

❋ 去美发店洗头

孕妈妈还可以到美发店洗头。这个方法省心省力，坐着享受洗发服务还很惬意。孕妈妈在美发店洗头时，时间不宜太长，以免头发湿引起感冒，半小时最好。孕妈妈最好带上自己的洗发水，比较安全。

❋ 短发、长发洗法有别

如果孕妈妈是短头发，比较好洗，可坐在高度适宜、能让膝盖弯成90°的椅子上，头往前倾，慢慢地清洗。如果孕妈妈留长发，那么洗头发可是一件比较麻烦的事了。可能会因为弯腰太久，不但腰酸背痛，肚子也会不舒服，还有可能造成子宫收缩。所以，长发的孕妈妈最好采用靠背坐姿，坐在有靠背的椅子上，两腿自然张开，冲水时，头和上身前倾约45°，两手肘支撑在洗脸盆或大腿上。请家人帮忙冲洗。若嫌这样太麻烦，干脆将头发剪短，比较清爽好洗，等生完宝宝之后再留长发。

❋ 洗头后湿发的处理

顶着湿漉漉的头发外出或者上床睡觉不但不舒服，而且容易感冒。吹风机吹出的热风，可能含有微量的石棉纤维，会通过孕妈妈的呼吸道和皮肤进入血液，经胎盘而进入胎宝宝体内，进而对胎宝宝产生不利影响。其实选用抑菌又卫生、质地柔软的干发帽、干发巾就可以解决这个问题。戴上吸水性强、透气性佳的干发帽，很快就可以弄干头发。

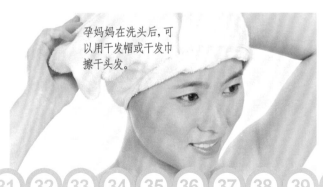

孕妈妈在洗头后，可以用干发帽或干发巾擦干头发。

22 23 24 25 26 27 28 29 30 31 32 33 34 35 36 37 38 39 40

选对内衣，穿出健康与美丽

在整个孕期，孕妈妈的乳房和腹部会不断增大，所以要注意更换内衣。在挑选内衣时，应考虑材质、尺寸和舒适度等，购买前要试穿，才能挑选出适合自己的款型。

✳ 穿棉质且不带钢圈的文胸

从孕4月开始，甚至更早的时期，孕妈妈就会发现原来的文胸不舒服了，此时就应该考虑重新购买。孕妈妈应选择较为透气、吸汗、舒适且具有一定伸缩性的棉质文胸，避免选购可能会引起皮肤过敏的化纤文胸。

此外，带有钢圈的文胸也不适合孕妈妈，会压迫已经增大的乳房组织，影响乳房的血液循环。无钢圈文胸或运动型文胸较舒适，也可以选择可调整背扣的文胸，因为它可以根据胸部变化来调整文胸的大小。最好选择支撑力较强的文胸，以免胸部在孕期变大后自然下垂。

✳ 穿包腹式内裤

怀孕之后，那些三角束身的、紧身的、收腹的内裤都要退居二线了，因为孕妈妈的腹部可是重点保护对象，一点委屈也受不得。现在有种可以调节松紧带的内裤特别方便，肚子大一点儿，就将松紧带拉得长一些。还可选择包腹式内裤，能够包覆肚子，保护孕妈妈的腹部，具有保暖效果。当然，也有中腰及平口裤款式，方便搭配服装。另外，选择包腹式内裤时应选用棉质的布料，透气性好、可吸汗，柔软的触感对皮肤无刺激，不会引起皮疹。底部的层面可以吸收阴道分泌物，随时保持舒适干爽。

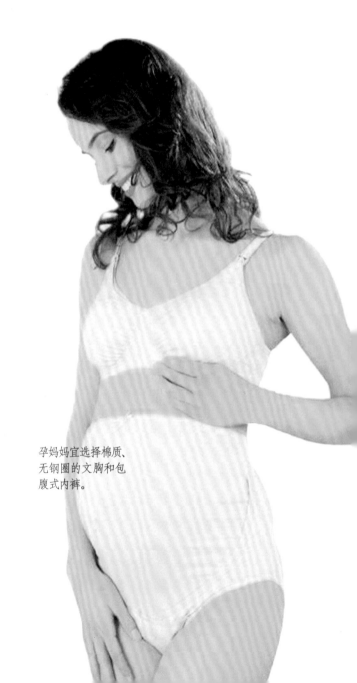

孕妈妈宜选择棉质、无钢圈的文胸和包腹式内裤。

给自己"足"够的幸福

穿一双不合脚的鞋会使孕妈妈感到疲惫，走路久了还会感到难受，而且容易发生危险，从而影响腹中胎宝宝的正常发育。

✳ 科学摆放脚

孕中期的孕妈妈易出现下肢水肿，久坐的孕妈妈可以在座位底下放个脚凳，或用鞋盒代替。坐着时，将脚放在脚凳或鞋盒上，可缓解脚部和下肢的压力。孕妈妈也可以准备一双舒适柔软的拖鞋，工作时穿着宽松的拖鞋也能缓解脚部压力。坐一段时间后，适当地做伸展运动，抬腿并适当按摩小腿，以缓解腿部压力。

✳ 穿鞋有讲究

1. 穿稍大点儿的鞋。孕妈妈体重在孕期一般会增加 14 千克左右，在日常走路的时候，都会感觉脚承受的压力越来越大，身体的重心也发生了改变。一双舒适的鞋，可以减轻身体的压力，还可以保证孕妈妈的安全。孕妈妈从怀孕开始就应该穿平跟、透气性好、材质轻、舒适的鞋，如轻便的运动鞋、布鞋、休闲鞋或软皮鞋。如果孕妈妈在孕期脚肿得厉害，就需要穿比自己平时的鞋码大半码的鞋。买鞋一定要试穿，以脚后跟处能插入一个手指为宜。

2. 穿带点儿跟的鞋。有些孕妈妈认为鞋跟越平越好，其实完全的平底鞋也并非最好，因为穿上平底鞋后身体 4/5 的重力都压在脚后跟上，容易造成足跟的损伤，而且平底的鞋减震功能差，会影响脊柱和大脑的健康，相对而言选择后跟 2 厘米高的鞋比较合适。

3. 穿不系鞋带的鞋。此时弯腰系鞋带对于孕妈妈来说是一件很困难的事，过度弯腰不利于胎宝宝的健康，所以孕妈妈应选择穿不系鞋带的鞋子，这样就免去了弯腰的麻烦。穿的时候最好坐着穿或是扶着墙壁，能够平衡好身体，比较安全。还可以买一个长柄的鞋拔，穿起鞋来就更方便了。

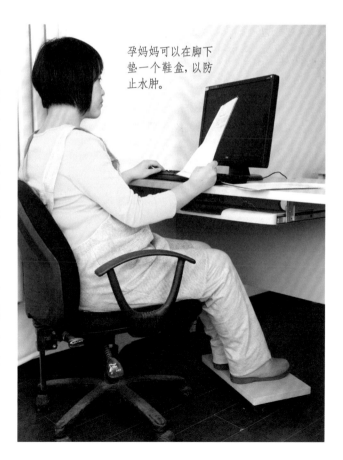

孕妈妈可以在脚下垫一个鞋盒，以防止水肿。

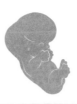

宝宝：这是胎宝宝的感觉器官发育的重要时期，味觉、嗅觉、听觉、触觉、视觉等各个感觉的神经细胞已经入住指定位置。

做好胎心监护

胎心监护是通过监测胎动和胎心率来反映胎宝宝在母体内的状况。除了去医院产检时要做胎心监护，平时自己在家也可以通过家庭胎心监护，来掌握胎宝宝的健康情况。

✳ 胎心监护的必要性

在漫长的孕期中，有可能会出现胎盘脐带原因或孕妈妈自身原因导致胎宝宝宫内缺氧。产前胎心监护的目的是检测胎宝宝的正常发育情况，在胎宝宝缺氧早期及时发现并纠正。

✳ 家庭胎心监护的方法

家用胎心监护仪：留心产检时医生听胎心的位置，在家中自己用家用胎心监护仪找到胎心的位置，重复听一次。注意由于胎宝宝随时移动，胎心的位置也会随之变化。胎宝宝小于5个月时，听胎心通常在脐下，腹中线的两侧，孕6~8个月时，胎心位置会随之上移。胎动一般是胎宝宝的手脚在动，所以孕妈妈感觉右面肚皮胎动频繁时，胎心一般在左面。孕晚期时，胎位基本固定，产检时观察医生听胎心的位置即可。

家用胎心听诊器：主要是在大锥形的双输口听头顶面的两个输口各接有胶管，胶管另一端各接有一只耳塞，双输口听头侧面装有一只电子计时器。极大地方便了孕妈妈随时自己听胎心。

准爸爸亲耳听：孕6个月后，准爸爸用耳朵贴在孕妈妈腹部就可以听到胎心音了，听到的正常胎心音就像钟表的"滴答"声，120~160次/分钟。

注意事项：

1. 在做监护30分钟至1小时前吃一些食物，比如巧克力。

2. 最好选择一天当中胎动最为频繁的时间进行。

3. 选择一个舒服的姿势进行监护，避免平卧位。

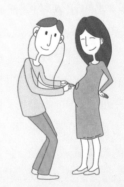

⓵⓶⓷⓸⓹⓺⓻⓼⓽ 10 11 12 13 14 15 16 17 18 19

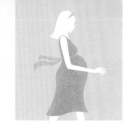

体重管理小秘书：孕期胀气，胃肠蠕动减弱，可能会增加不必要的体重哦。

妈妈：随着腹部隆起程度越来越大，孕妈妈会出现各种不适。

孕期胀气别担心

不少孕妈妈不管吃什么都胀气，其实这是孕期的正常生理反应，且只是暂时的，感觉胀气时多摄取一些膳食纤维，多喝水，适当运动，有助于缓解胀气。

✳ 孕期为何会胀气

孕中晚期由于子宫扩大，压迫大部分的消化系统，食物滞留肠道时间延长，在细菌的作用下产生大量气体，这时孕妈妈就会有胀气的感觉，到孕34周后症状会逐渐减轻。如果孕妈妈本身就有肠胃方面的不适，如便秘、肠蠕动能力较差，或是肠胃炎、胃酸过高等疾病，孕期胀气的时间会持续更久。

✳ 少量多餐减轻胀气

孕期感觉到胀气时，可以少量多餐，减轻肠胃消化的负担。孕妈妈胀气严重时，不妨把一天吃3餐的习惯改成6~8餐，用每餐分量减少的方式来进食。注意每餐不要进食太多种类的食物，应多选择半固体食物进食。多吃蔬菜、水果等膳食纤维含量高的食物。此外，适当的运动也可以促进肠胃蠕动。如果孕妈妈有便秘的现象，胀气会更加严重，应多喝温开水，促进排便。

✳ 胀气引发的后果

胀气会让孕妈妈在孕期不停打嗝，时不时还会放屁。孕妈妈可能会觉得有些尴尬，其实在孕期大部分孕妈妈都会有这样的经历。打嗝和放屁主要是激素变化和胀气引起的，细嚼慢咽可以缓解胀气，减少打嗝和放屁。此外，避免食用黄豆、洋葱等易产气的食物，也能帮助孕妈妈减少打嗝和放屁。

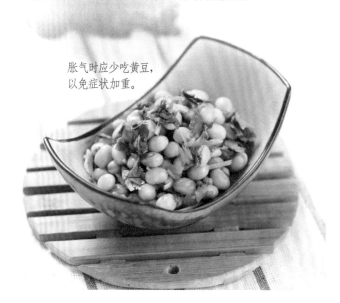

胀气时应少吃黄豆，以免症状加重。

　　越来越明显的胎动，会让孕妈妈幸福地感觉到一个真切的小·生命，和自己身心相融。

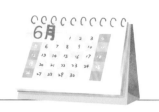

孕6月依旧处于相对安全的孕中期，但是孕妈妈不能因为这样就太过放松，有些事情还是要谨记的，譬如本月产检；也有些事情是要特别注意的，好比铁的补充。那就让我们一起来梳理下吧。

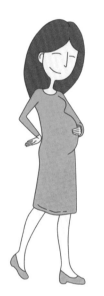

孕中期出行"小秘书"

如果是远途的话，最好带上孕妇保健手册，再备一些小零食，少带行李，注意休息。

第 141 天

"房子"变大也烦恼

孕6月，由于增大的子宫的压迫，孕妈妈可能会遭遇呼吸困难、消化不良，甚至是韧带疼痛、下肢水肿等一系列的不适。尽管如此，孕妈妈更应调整好心态，在医生的指导下逐个击破，安度孕期。

补充铁和叶酸，
远离孕期贫血

第 153~154 天

铁和叶酸"告急"

孕妈妈在孕期对铁和叶酸的需求量增加，如果通过饮食不能满足母体的需要，可能就会患上缺铁性贫血或巨幼红细胞性贫血，进而影响胎宝宝的生长和发育，严重者甚至会引起早产。

第 147 天

体验"足"够的幸福

这个阶段孕妈妈不仅会感到疲惫，还有可能出现下肢水肿的情况，选一双稍大一点儿的、减震功能好的、不用系鞋带的、舒适的鞋显得尤为重要。

第 150 天

大腹便便也稳当

现在的孕妈妈腹部日益隆起，行动再也不像以前那么随意了，举手投足都关系到胎宝宝的安全，从这时候起就要做一个慢条斯理的淑女喽。

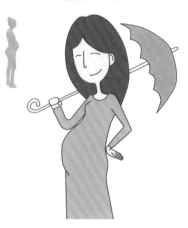

宝宝，爸爸妈妈已经真真切切地感觉到了你的气息。我们会在清新美丽的世界里静候你的到来。

记得做妊娠
糖尿病筛查

适时检查，用心
呵护胎宝宝的
成长。

第 165 天

重视妊娠糖尿病检查
　　这段时间，正常妊娠
而无高危因素的孕妈妈应
在医生的建议下进行妊娠
糖尿病检查，以免对自身
和胎宝宝造成不利的影响。

第 155~156 天

为呼吸做准备
　　胎宝宝的肺部组织及血管还在发育
当中，为他的呼吸做准备，当然，肺部完
全发育还要再等几个月，肺可是胎宝宝
最后发育完全的器官。

第 168 天

葡萄糖耐量试验
　　如果妊娠糖尿病检查
发现血糖水平 ≥ 7.8 毫摩
尔 / 升，则需进一步进行
葡萄糖耐量试验，以明确
有无妊娠糖尿病。

第 159 天

胎教"完全进行时"
　　胎宝宝已经能分辨出子宫内和外界的声
音了，现在可是进行胎教和培养亲子感情的
最佳时期，孕妈准爸一定要多和胎宝宝说话。

孕6月产科专家有问必答

到了孕6月，怀孕之旅已经度过了一大半。孕妈妈已习惯了胎宝宝的存在，甜蜜和欣喜成为了孕妈妈生活中的主题。但是还有一些小小的烦恼困扰着孕妈妈，让我们一起来听听专家怎么说吧。

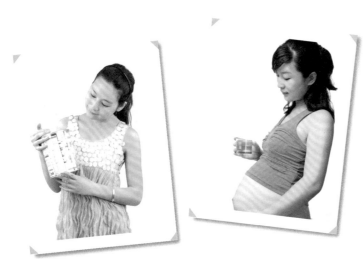

孕期便秘怎么缓解

孕期便秘已经极为痛苦了，它引发的痔疮更是让孕妈妈苦不堪言，那该怎么缓解呢？专家建议，喝足够量的水，每天6~8杯，最好是喝白开水。多吃富含膳食纤维的谷物、水果和蔬菜，加速胃肠蠕动。适当运动，如散步和游泳。一有便意马上如厕，及时应答身体的信号，不至于让你的肠道越来越懒。

一定要喝孕妇配方奶粉吗

首先，并不是每个孕妈妈都需要喝配方奶粉，特别是那些饮食均衡、体重等指标在正常范围内的孕妈妈，否则可能造成胎宝宝营养过剩，出现巨大儿，孕妈妈本身也有可能因为摄入热量过多而导致肥胖。其次，如果喝的话一定要控制好量，不能既喝孕妇配方奶粉，又喝其他牛奶及奶制品，这样会增加肾脏负担，影响肾功能。此外，挑选时还要看厂家和保质期。

孕期患痔疮怎么办

由于孕激素和子宫增大对肠胃的影响，很多孕妈妈都会患痔疮。孕期痔疮通常根据怀孕时间和痔疮症状严重程度来选择治疗方法，原则上应选择保守治疗。孕妈妈可通过温水坐浴、局部软膏和栓剂等方式来缓解症状，在使用软膏或栓剂时应注意，含有类固醇和麝香的药物应避免使用。

产科医生再三叮咛

妊娠糖尿病检查和葡萄糖耐量试验一样吗

妊娠糖尿病检查，一般是将 50 克葡萄糖溶于水后口服，1 小时后抽血。若血糖水平 ≥ 7.8 毫摩尔 / 升，则需进一步进行葡萄糖耐量试验。葡萄糖耐量试验，具体方法是将 75 克葡萄糖溶于水后空腹口服，通过抽血测定空腹时、服糖后 1 小时和 2 小时的血糖值。如果 3 项结果中有 1 项异常，则基本上可诊断为妊娠糖尿病。一般只在妊娠糖尿病检查结果显示高危时才进行葡萄糖耐量试验。

产科医生
再三叮嘱

孕期手腕疼是怎么回事

在孕期，孕妈妈的手腕有时会有一种针刺及灼热的感觉，这是因为怀孕时体内聚集大量的额外体液储存在手腕的韧带内，从而造成手腕肿胀。手腕出现肿胀后，孕妈妈应减少白天手部的活动量。运用手腕工作时多注意姿势，比如用电脑打字时让手腕自然放平。

大排畸彩超主要查什么

大排畸彩超能够全方位、多角度地观察宫内胎儿生长发育情况，为早期诊断胎儿先天性畸形和先天性心脏疾病等提供准确的科学依据。同时还能对胎儿各个身体器官进行检查，如检查是否有唇裂、脊柱裂，大脑、肾、心脏发育不良等情况，以便尽早地进行治疗。大排畸彩超不仅能够了解胎儿的发育情况，还能记录胎儿在宫内的一举一动。

哪些食物可缓解妊娠纹

对抗妊娠纹火力最强的"武器"就是西红柿，它含有的番茄红素的抗氧化能力是维生素 C 的 20 倍；西蓝花则含有丰富的维生素 A、维生素 C 和胡萝卜素，能增强皮肤的抗损伤能力，有助于保持皮肤弹性；三文鱼中富含的胶原蛋白是皮肤最好的"营养品"；猪蹄中丰富的胶原蛋白也可以有效对付妊娠纹；黄豆中所富含的维生素 E 亦能抑制皮肤衰老，美化肌肤。

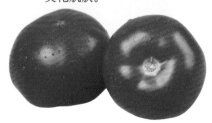

宝宝：胎宝宝的感觉器官日新月异，味蕾已经形成了，还能吮吸自己的拇指。胎宝宝的消化系统也更为完善。

享受星级产检

孕妈妈应坚持定期到医院做产检，通过检查可以大致了解胎宝宝和孕妈妈的状况。另外本月的妊娠糖尿病检查和葡萄糖耐量试验是很重要的产检项目，应提前了解此项检查的准备工作和注意事项。本月还将继续测量宫高和腹围，医生在测量时孕妈妈最好注意是如何测量的，具体量哪个位置，以便平时在家中自测。

✳ 本月产检项目

本月的产前检查，孕妈妈可能会做的项目有：

☐ 检查宫高、腹围
☐ 进行妊娠糖尿病检查和葡萄糖耐量试验，来检测是否存在妊娠糖尿病
☐ 体重及血压检查
☐ 做血常规、尿常规检测
☐ 必要时，可通过超声波看看胎宝宝
☐ 听胎宝宝的心跳
☐ 与医生讨论你的感觉和关心的问题

（以上项目可作为孕妈妈产检参考，具体产检项目以医院及医生提供的建议为准。）

✳ 专家解读产检报告

一般在孕24~28周采血化验筛查妊娠糖尿病。具体方法是将50克葡萄糖粉溶于200毫升的水中，5分钟内喝完。喝下葡萄糖水1小时后，进行抽血。若血糖水平 ≥ 7.8毫摩尔/升，则说明筛查阳性，需进一步进行75克葡萄糖耐量试验，以明确有无妊娠糖尿病。

而75克葡萄糖耐量检查前要空腹至少8小时，一般抽血检查前一天22点过后就不进食，第二天早上不吃早餐即可抽血测量空腹血糖。将75克葡萄糖粉溶于300毫升水中，5分钟内喝完，接着在第1小时、第2小时各采血测定血糖，3项中任何一项的值达到或超过以下临界值即诊断为妊娠糖尿病。

检验项目	参考范围
空腹血糖	< 5.1 毫摩尔/升
服糖后 1 小时血糖	< 10 毫摩尔/升
服糖后 2 小时血糖	< 8.5 毫摩尔/升

① ② ③ ④ ⑤ ⑥ ⑦ ⑧ ⑨ ⑩ ⑪ ⑫ ⑬ ⑭ ⑮ ⑯ ⑰ ⑱ ⑲

 体重管理小秘书：很快就要做妊娠糖尿病检查了，注意控制体重哦。

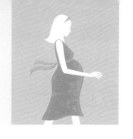 妈妈：由于日益增大的子宫压迫了肺部，孕妈妈可能会觉得呼吸急促。

✳ 产检前你需要注意这些

一般妊娠糖尿病筛查有问题才会做葡萄糖耐量试验，不过有些医院会直接要求做葡萄糖耐量试验。妊娠糖尿病筛查需空腹 8 小时，前一天 22 点过后就不要进食，第二天早上不吃早餐。如果妊娠糖尿病检查显示血糖水平高于正常值，需要做葡萄糖耐量试验。

很多孕妈妈做葡萄糖耐量试验时，都会出现第一次不通过的问题。后来经过询问，发现很多孕妈妈都是前一天吃了过量的甜食，比如吃了半个西瓜、喝了几杯现榨的果汁等，这些会使摄取的糖量高出日常饮食，会影响孕妈妈血糖值，导致结果异常。因此，在检查的前几天要正常饮食、正常活动，不然就反映不出真实结果了。做产检是个技术活，孕妈妈和准爸爸应当抽出一些时间，彻底地了解下每次产检的注意事项，或是向过来人取经，或是从专业书籍上获得相关信息，这样才能免受不必要的辛苦。

检验报告单

OGTT

						R

姓名： NAME：	性别： SEX： 女	年龄： 27 岁 AGE：	临床诊断： CLI. IMP：	编号： LAB. NO： 20130308 R 251
科别： DEPT.：	床 号： BED NO：		住院/门诊号： I. P./O. P. NO： 000056666	标本： SPECI.：

分析项目		结果	参考范围 单位
糖耐量空腹	Glu	4.94	<5.1mmol/L
服糖后1小时	Glu	8.93	<10mmol/L
服糖后2小时	Glu	8.05	<8.5mmol/L

㉒ ㉓ ㉔ ㉕ ㉖ ㉗ ㉘ ㉙ ㉚ ㉛ ㉜ ㉝ ㉞ ㉟ ㊱ ㊲ ㊳ ㊴ ㊵

孕期驾车，安全第一

随着生活水平的提高，很多孕妈妈都会选择自驾出行。如果身体条件允许，这样做是完全可以的，但是有一些注意事项要提前了解，以免出现危险给自己和胎宝宝带来伤害。

✳ 仪表台上不要放硬物、利器、香水瓶等

很多人都喜欢在车前方的仪表台上放很多东西，香水瓶、纸巾盒、钥匙等，其实放这些东西不仅会使车内显得很凌乱，最关键的是一旦紧急刹车，很容易伤害到坐在前排的人，所以仪表台上不要放硬物、利器等。香水中含酒精成分比较多，这种气味对孕妈妈不好，所以尽量不要放在车里。

此外，还要注意除臭杀菌。如果孕妈妈开车时间很长，一定要定期去正规的汽车保养处或者 4S 店做汽车的除臭杀菌处理。

✳ 宜穿运动鞋

孕妈妈开车穿鞋是要注意的，拖鞋、塑料底鞋不可以穿，最好是穿运动鞋或者是布鞋，这样踩离合或刹车才能更到位，也不会打滑。

✳ 长发要梳起

开车时，一头乌黑亮丽的长发应该梳起来，尤其是在开着车窗的时候，因为车窗外的风很容易把头发吹乱，挡住视线，影响行车安全。

✳ 避免开车过猛

孕妈妈在开车时应该避免紧急制动、紧急转向，因为这样的冲撞力大，可能使孕妈妈受到惊吓。孕妈妈还应慎开新车，因为新车里面可能会有一些气味，所以新车买回家后应该先开车门车窗，通风散气，也可以在车内放一些竹炭、菠萝或者羊毛垫等可以吸收异味的东西。

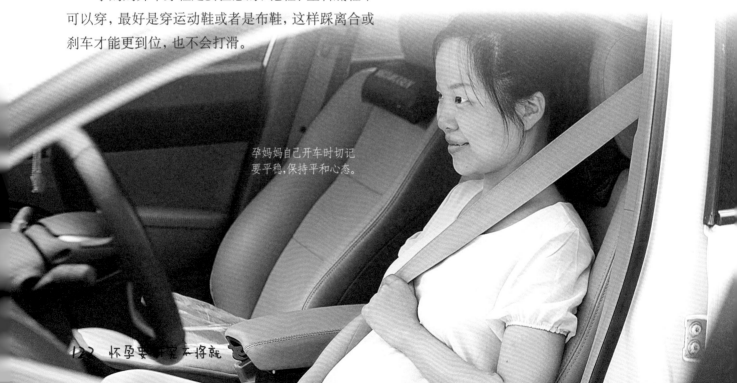

孕妈妈自己开车时切记要平稳，保持平和心态。

为出差妈妈支招

有些身在职场的孕妈妈由于工作需要必须要出差，那么一定要在出差前咨询医生，经过医生允许方可动身。出差前要做好充分的准备，途中要时刻不忘缓解疲劳和减轻身体压力。

✳ 带上孕妇保健手册

孕妈妈在出差前要做好充分的准备工作。可以先去医院看一次医生，将整个行程与医生沟通，听取医生的意见。最好准备一些宽松、舒适的衣裤和鞋袜，带一个舒服的枕头或软垫在途中使用。还要随身携带孕妇保健手册、保健卡，以及平时做产检的医院和医生的联络方式，这一点很重要，可以帮助孕妈妈应对一些紧急状况。

✳ 备一些小零食

孕妈妈的饥饿会伴随怀孕全程，特别是在出差的时候，由于舟车劳顿，时间上的不可掌控性使得孕妈妈更容易饥饿。一旦感觉到饥饿，孕妈妈会有头晕、身体乏力等症状。出差中应时刻准备些小零食以备不时之需，如全麦饼干、坚果等。

✳ 尽量少带行李

孕妈妈出差时要少带行李。如果行李实在太多的话，尽量寻求工作人员或同伴的帮助。也可以将行李托运过去以减少途中的负累。在等候飞机的时候，孕妈妈听些舒缓轻松的音乐，也可减轻疲劳感。

✳ 注意休息

如果孕妈妈是坐车，尽可能每小时在服务区或安全的地方下车放松一下，下车后站到地上轻轻地伸展双腿和双臂以缓解疲劳。如果是乘飞机，遇到身边的位子是空的时候，可以在征求乘务员同意的情况下，将腿平放在座位上，并用手按摩脚踝和小腿肌肉，以缓解肢体疲劳，促进血液循环。

✳ 避免疫苗注射

如果孕妈妈要出国工作，很多国家入境的时候都要检查是否注射了该国规定的某种疫苗，这时孕妈妈一定要询问医生并得到医生的认可后再注射该疫苗。如果医生认为孕妈妈不能注射该种疫苗，就要考虑是否需要取消本次行程。

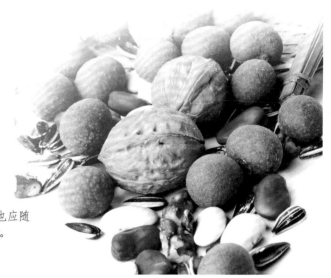

孕妈妈出差时也应随身备一些小零食。

专家说孕期贫血

贫血是孕妈妈的一种常见病，也是在门诊被问诊较多的病症，尤其是在这段时间，不少从未患过贫血的孕妈妈都会被检查出来贫血，这是因为孕中期是胎宝宝生长发育最快的时期，会和孕妈妈抢夺铁元素，导致孕妈妈缺铁性贫血。

✳ 为什么会贫血

很多孕妈妈之前一直很健康，从来没有贫血的记录，可在孕中期也容易出现轻度的贫血。因为怀孕时，母体的营养成分都是以"胎宝宝"优先选择和吸收为原则，大多数孕妈妈出现轻微贫血症状，就是被胎宝宝优先吸收了许多铁。所以，如果按照孕前的量摄取含铁食物，就可能出现贫血。

而且，怀孕后的女性自身对铁元素的需求量也会明显增加。铁是制造血红蛋白的基本元素，含有血红蛋白的红细胞能把氧气运送到身体的各个部位。在孕期，孕妈妈体内的血液量会增加30%~45%。因此，需要更多的铁元素来为增加的血液量合成血红蛋白。

但是，大部分孕妈妈在怀孕开始时都没有储存足够的铁，不能满足身体对铁的需要量。所以在孕中晚期很容易出现贫血症状。

✳ 哪些孕妈妈易患贫血

如果孕妈妈出现以下几种情况，更容易发生缺铁性贫血：孕期呕吐比较严重、频繁；前后两次怀孕间隔的时间短；怀的是双胞胎或多胞胎；日常饮食中缺乏铁摄入；怀孕之前月经出血量较多。

✳ 贫血的类型

造成孕妈妈贫血的原因很多，这里主要介绍以下两种。

1.缺铁性贫血。膳食中铁的供给量少，又没有额外的补充，长时间铁摄入不足，会使体内的游离铁和铁储备都有所减少，发生缺铁性贫血。

2.巨幼红细胞性贫血。主要由营养不良、叶酸缺乏引起，极少部分妊娠贫血是因为维生素 B_{12} 缺乏而导致的。

01 02 03 04 05 06 07 08 09 10 11 12 13 14 15 16 17 18 19

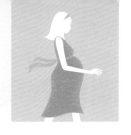

体重管理小秘书：合理饮食，不仅能预防贫血，还有助于控制体重。

妈妈：腹部明显隆起，使得身体重心发生偏移，因此要穿舒适的鞋来保持身体平衡。

✳ 贫血的危害

孕妈妈一旦发生贫血，其身体抵抗力会相对减弱，在孕期、分娩时或产后极其容易被各种疾病侵害，还会导致胎宝宝宫内发育迟缓，影响胎宝宝的生长和发育，严重者甚至会引起早产。

✳ 如何预防贫血

预防缺铁性贫血

食补。多吃瘦肉、动物肝脏及动物血（鸭血、猪血）等富含铁的动物性食物；最好同时多吃一些有助于铁吸收的水果和蔬菜，因为这些植物性食物中所含的维生素 C 可以促进食物本身生成易被人体吸收的铁。

药补。即服用补铁制剂。铁是身体必需的矿物质，对补血和保障孕妈妈的健康起着重要的作用。孕妈妈可能无法从日常饮食中获得足够的铁，这时候就应补充一些补铁制剂，以便能更好地预防和改善贫血，增强孕妈妈的免疫力。但是是否需要服用补铁制剂还是要根据医生的建议来进行，而且服用量也要谨遵医嘱。

预防巨幼红细胞性贫血

食补。饮食上要注意进食富含叶酸的食物，如动物肝脏，绿叶蔬菜及鱼、蛋、谷、豆制品、坚果等。并且在做菜时注意温度不要过高，也不宜烹调太久。

药补。可在医生建议下服用小剂量的叶酸，不仅有利于预防贫血，还有利于预防胎宝宝患先天性神经管畸形和先天性心脏病。

除此之外，无论为了预防哪种类型的贫血，都应该按时去做产检。至少要在孕中晚期检查血色素，及时化验血，及早发现贫血，采取相应措施改善贫血。

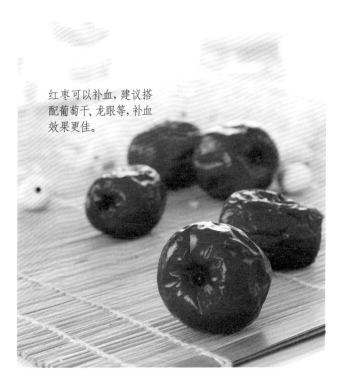

红枣可以补血，建议搭配葡萄干、龙眼等，补血效果更佳。

备受青睐的孕期营养食物

从孕吐到吃不下，到一直觉得饿总想吃东西，最后导致体重过快增长。身为一名孕妈妈，现在是否处于不敢吃的状态了？那么，有没有一些食物是孕妈妈吃了既补充营养还不发胖的呢？当然有！

✳ 绿叶菜

绿叶菜是叶酸和锌的良好来源，油菜、白菜、圆白菜等还是很好的钙的来源。喜欢吃沙拉的孕妈妈，把原料创新一下，多加入一些深颜色的蔬菜，如莴笋、紫甘蓝等，一定会提高这道菜的营养价值，因为颜色越深的蔬菜往往意味着它的抗氧化成分含量越高。你也可以随时在汤里或是饺子馅里加入新鲜的蔬菜。

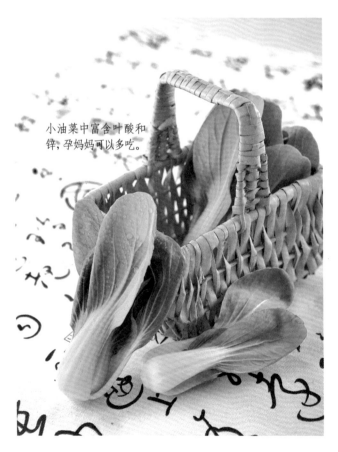

小油菜中富含叶酸和锌，孕妈妈可以多吃。

✳ 瘦肉

瘦肉中富含铁，铁在人体血液转运氧气和红细胞合成的过程中，起着不可替代的作用。孕妈妈的血液总量会增加，以保证能够通过血液为胎宝宝提供足够的营养，因此孕期对于铁的需求量就会成倍地增加。如果体内储存的铁不足，你会感到疲劳，此时通过饮食补充足够的铁就变得尤为重要。瘦肉中的铁是供给这一需求的主要来源之一，也是最易于被人体吸收的，而且瘦肉中脂肪较少，食用后不易长胖。

✳ 麦片

麦片不仅可以让你一上午都精力充沛，还能降低体内胆固醇的水平。不要选择那些口味香甜、精加工过的麦片，最好是天然的，没有任何糖类或其他添加成分在里面。可以按照自己的口味和喜好在煮好的麦片粥里加一些果仁、葡萄干或是蜂蜜。

✳ 酸奶

酸奶富含钙和蛋白质，即便是患有乳糖不耐症的孕妈妈，酸奶也还是易于吸收的，而且酸奶有助于胃肠健康。

✳ 豆制品

对于那些坚持素食的孕妈妈，豆制品是一种再好不过的健康食品。它可以为你提供很多孕期所需的营养，例如优质的蛋白质、钙和维生素。

孕中期的坐、站、行走姿势

对于孕妈妈而言，如果坐、站、行走姿势不正确，非常容易引起整个身体的不适，甚至有可能危害到胎宝宝。所以，孕妈妈要特别注意日常动作，保持正确安全的姿势。

✳ 正确的坐姿

孕妈妈坐时，宜把后背靠在椅子背上，必要时还可以在腰部放一个靠垫或小枕头。

若孕妈妈由躺卧位变坐位，应先侧身，使肩部前倾，然后屈膝，用肘关节支撑起身体后，使腿自然垂于床下，再缓慢起身坐起来。

✳ 正确的站姿

孕妈妈由坐姿起身时宜缓慢有序，不能再像孕前一样"风风火火"，以免腹腔肌肉过分紧张，压迫子宫。

若孕妈妈需保持站姿，宜选择让自己身体最舒适的姿势站立，而且应不断地转换重心，如把重心从脚趾移到脚跟，从一条腿移到另一条腿等。

✳ 正确的行走姿势

孕妈妈行走时宜保持身直，或上身稍稍向后仰，双肩放松，步子不宜迈得太大、太急，一定要注意一步一步地踩实；上下楼梯时按照先脚尖、后脚跟的顺序把整只脚放在台阶上，如果有扶手，一定要扶着行走；鞋子应选择舒适、厚底的运动鞋；行走时间不宜过长，一旦感觉疲劳就要坐下来休息一会儿。

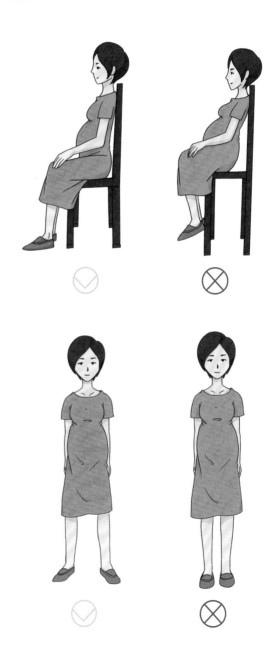

宝宝：此时的胎宝宝身材匀称，听觉敏锐，能分辨出子宫内和外界的声音，所以现在是培养亲子感情的最佳时期。

预防腿抽筋

每位孕妈妈几乎都有机会"体验"到腿抽筋的感受，尤其在晚上睡觉时，会突然疼醒。腿抽筋可以预防，只要饮食、保健得当，完全可以缓解、消除此症状。若检查有缺钙，应注意补钙。

※ 多是缺钙所致

孕期全程都需要补充更多的钙。尤其是在孕中晚期，孕妈妈的钙需求量更是明显增加，一方面母体的钙储备需求增加，另一方面胎宝宝的牙齿、骨骼钙化加速等，都需要大量的钙。

当孕妈妈的钙摄入量不足时，胎宝宝就会争夺母体中的钙，致使孕妈妈发生腿抽筋、腰酸背痛等症状，甚至会导致软骨病。另外，孕期腹内压力的增加，会使血液循环不畅，也是造成腿易抽筋的原因。寒冷、过度劳累也会使腿部肌肉发生痉挛。

※ 孕期抽筋巧应对

1. 孕妈妈应适当进行户外活动，多进行日光浴。

2. 饮食要多样化，多吃海带、木耳、芝麻、豆类等含钙丰富的食物，如海带炖豆腐、木耳炒圆白菜、鱼头炖豆腐等。特别要注意从怀孕第5个月起就要增加对钙的摄入量，每天总量为1 500毫克左右。

3. 睡觉时要调整好睡姿，采用最舒服的侧卧位。伸懒腰时注意两脚不要伸得过直，并且注意下肢的保暖。

4. 注意不要让腿部肌肉过度劳累，不要穿高跟鞋，睡前对腿和脚部进行按摩，注意腿部保暖。

5. 睡前泡泡脚，按摩腿部也有效。临睡前，用热水或者是煮开的生姜水泡泡脚，可以促进下肢的血液循环，对预防抽筋很有效果，如果没有时间泡脚，用热毛巾敷一会，也可以减少腿部的不适感。泡完脚或者热敷完，轻轻地按摩脚和腿部3~5分钟。要注意，泡脚时不要吹凉风，以免脚部和腿部受凉。

专家提醒，如果不是偶尔的小腿抽筋，而是经常肌肉疼痛，或者出现腿部肿胀、触痛，应该去医院检查。这可能是出现了下肢静脉血栓的征兆，需要立即治疗。

01 02 03 04 05 06 07 08 09 10 11 12 13 14 15 16 17 18 19

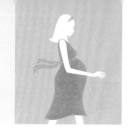

体重管理小秘书：体重的增加和雌激素的影响，可能会让孕妈妈莫名烦躁，因此要学会调适心情。

妈妈：有的孕妈妈可能会皮肤瘙痒，这是胎盘中分泌的激素影响肝脏的缘故。

孕期流鼻血不要慌

上火、鼻面部外伤、用力擤鼻等原因都有可能引起流鼻血，而由于孕激素的影响，孕妈妈更容易流鼻血。当流鼻血时，孕妈妈不要慌，采取科学的预防及护理措施，会很快止血。

❋ 流鼻血的原因

在孕期，孕妈妈体内会分泌出大量的孕激素使得血管扩张充血。同时，此时的血容量比非孕期增高，而人的鼻腔黏膜血管比较丰富，血管壁比较薄，所以容易破裂引起出血。尤其是当经过一个晚上的睡眠，起床后体位发生变化，或擤鼻涕时，都很容易引起流鼻血。

此外，鼻息肉、血液病、凝血功能障碍、急性呼吸道感染等疾病，也会导致流鼻血的现象发生。

❋ 流鼻血怎么处理

随身携带一些纸巾备用。若发生流鼻血，请不要紧张，可走到阴凉处坐下，用手捏住鼻子上部，然后将蘸冷水的药棉或纸巾塞入鼻孔内。

如果不能在短时间内止住流血，则可以在额头上敷上冷毛巾，并用手轻轻地拍额头，从而减缓血流的速度。

❋ 如何预防流鼻血

注意调整饮食结构，少吃辛辣的食物，多吃富含维生素 C、维生素 E 的食物，比如绿色蔬菜、黄瓜、西红柿等，苹果、芒果、桃子等水果，以及豆类、蛋类、乳制品等食物，以巩固血管壁，增强血管的弹性，防止破裂出血的情况发生。

少做擤鼻涕、挖鼻孔等动作，避免因损伤鼻黏膜血管而出血。每天用手轻轻地按摩鼻部和脸部一两次，促进局部的血液循环与营养的供应，尤其是在冬天。

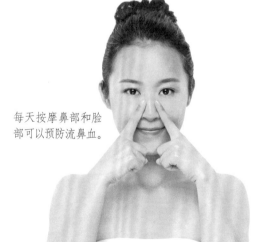

每天按摩鼻部和脸部可以预防流鼻血。

开始做乳房护理

孕期对乳房多关注一点点，会让孕妈妈在母乳喂养之路上前行一大步，对，就是这么简单而神奇！适当的孕期乳房护理能够帮助乳腺发育，疏通乳腺导管，从而促进分娩后的泌乳。同时孕期乳房护理还能够改善皮肤弹性，防止乳房松弛下垂。

✳ 关爱乳房

坚持支托

乳房日益增大，此时不能为了舒服和方便就不戴胸罩，要记住胸罩的作用就是维持正常而又美观的乳房外形。所以一定要选购合适的胸罩，并且坚持每天穿戴，包括哺乳期。注意胸罩不能太紧也不能太松，太紧了不舒服且压迫乳房，太松了则起不到支撑的作用。

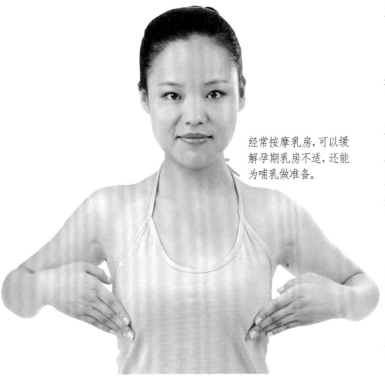

经常按摩乳房，可以缓解孕期乳房不适，还能为哺乳做准备。

经常按摩

孕中期时，要经常按摩乳房，方法为：由乳房周围向乳头旋转按摩。每天早晨起床和晚上睡觉前，分别用双手轻柔按摩 5~10 分钟，不仅可以缓解孕期乳房的不适和为哺乳期做准备，还能在产后使乳房日趋丰满而有弹性。

注意清洁

清洁乳房不仅可以保持乳腺管的通畅，还有助于增加乳头的韧性、减少哺乳期乳头皲裂等并发症的发生。

用心护理

如果乳房胀得难受，可以每天用毛巾热敷，并进行轻柔的按摩，以促进胸部血液循环和乳腺的发育。

从孕 6 个月起，很多孕妈妈的乳房开始有些许乳汁分泌出来，并在乳头上结成痂，所以每天要对乳房做好护理。用橄榄油将乳痂软化，再用温清水（不用香皂）清洁干净。手指涂上橄榄油，捏住乳头轻捻，滋润乳头的皮肤。

摈弃这些不良姿势

这些不良姿势足以将之前护理带来的好处抵消掉。从现在开始，孕妈妈应该和这些不良姿势说"拜拜"！

1.驼背。时间长了会压迫胸部组织，影响胸部健康。孕妈妈应该保持昂首挺胸的姿势。

2. 弯腰。常常不由自主地弯腰，会增加腰椎负担，阻碍血液循环，进而影响到胸肌的发育。孕妈妈要经常直直腰，累了靠墙站立几分钟，会让胸部舒畅很多。

3. 抱臂。将双手怀抱于胸前会加重胸部负担。平时将手自然垂放于腿两侧，常伸伸懒腰，有助于改善胸形。

4. 伏坐。伏案过久对乳房的健康危害很大，必须及时预防，经常起来伸展一下。

5. 趴睡。尽量少趴着睡觉，不然会严重压迫胸部，使乳房下垂凹陷。

✳ 动一动，消副乳

有些女性在怀孕后，会发现胸部两侧长出两个疙瘩，疙瘩上还有可能长出类似乳头的东西，用力挤会流出奶水，这就是副乳。有副乳的孕妈妈应该怎么办呢？

不要把副乳塞进内衣

很多孕妈妈把副乳当成赘肉，为了消除它，穿内衣时一定要把它塞进内衣。这种做法是错误的，因为副乳上也有乳腺组织，长期挤压容易引发乳腺炎。有副乳的孕妈妈要选择宽松的内衣，最好是侧边加宽加高的那种，可以包住整个胸部，保护乳房。

手臂绕圈消副乳

孕妈妈两腿并拢站直，双手向身体两侧平抬，手掌与手臂呈 90°角。以肩膀为中心点，往前、往后各绕 30 圈，手臂伸直不要弯曲。每天上午或下午坚持做两三次即可，如果感觉到累可以每只手前后各绕 20 圈。

专家提醒，如果副乳没有完全消失，孕妈妈也不要着急。做好护理工作，尽量不要按摩，因为按摩副乳带来的刺激可能会引起宫缩，甚至导致早产。如果孕妈妈感觉副乳肿胀难受，可以用热敷的方法缓解，当自己不能缓解不适时，可以到外科检查，请医生帮忙选择适当的缓解方法。等宝宝出生后，副乳会慢慢缩小，变得不那么明显，但不会完全消失。如果副乳不太严重，不影响美观，可不做处理。如果孕妈妈想让副乳完全消除，或副乳肿胀疼痛，可在生完宝宝后 6~9 个月去医院手术切除。

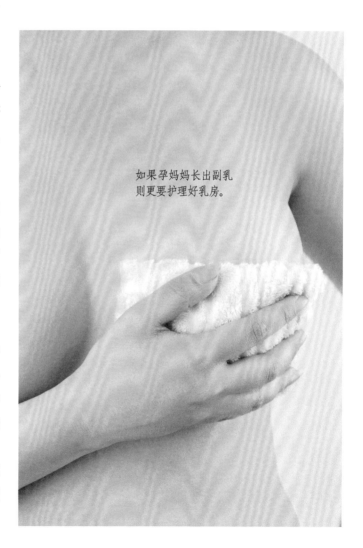

如果孕妈妈长出副乳则更要护理好乳房。

宝宝：胎宝宝现在依然在不停地吞吐羊水以练习呼吸，已经形成了气体管道，但是通常还不会排出大便，那得等到出生以后了。

专家说妊娠糖尿病

目前，妊娠糖尿病发病率已经从以前的不到 1% 提高到了 5%，成为了妊娠期发病率较高的疾病之一。这种疾病会对孕妈妈和胎宝宝都造成非常严重的影响，甚至可能导致新生儿猝死，所以孕妈妈要积极预防这种疾病的发生。

✳ 为什么会得妊娠糖尿病

导致妊娠糖尿病的原因有很多，其主要原因有以下几种。

遗传因素：有糖尿病家族史者患妊娠糖尿病的危险是无糖尿病家族史者的 1.55 倍，一级亲属中有糖尿病家族史者升高到 2.89 倍。

激素干扰胰岛素：女性受孕以后，激素分泌增多，它们在人体组织外周有抵抗胰岛素的作用，可能会导致糖代谢异常或者胰岛素敏感性不够。

精糖饮食：过多的食糖、精炼碳水化合物会使血糖不平衡，产生胰岛素问题，从而使身体对体内胰岛素不能做出正确反应。

✳ 妊娠糖尿病隐患多多

妊娠糖尿病容易导致胎宝宝过大，不但会增加孕妈妈的负担，同时也会增加宫内窘迫和剖宫产的发生概率；也可能导致胎宝宝胎肺成熟减慢，易患肺透明膜病，容易造成早产；新生儿容易发生低血糖，出现吞咽困难、苍白、颤抖、呼吸困难、躁动等症状，严重时可能导致新生儿猝死。

✳ 重视妊娠糖尿病筛查

这个月的产检里会有妊娠糖尿病检查，妊娠糖尿病对孕妈妈和胎宝宝的健康会造成极大的影响，孕妈妈务必进行此项检查。正常妊娠而无高危因素者应在孕 24~28 周采血化验检查；而高危因素人群第一次产检时就应接受检查，若第一次检查正常，也应在孕 32 周时再复查。

✳ 饮食预防最有效

妊娠糖尿病的发病近年来有明显的上升趋势，除了孕妈妈孕期运动减少的原因，这与其营养过剩也有很大关系。因此，预防妊娠糖尿病主要从控制饮食入手。

总量控制

根据身高计算出每日摄入的总热量，分为三餐或三餐两点心的形式食用。

01 02 03 04 05 06 07 08 09 10 11 12 13 14 15 16 17 18 19

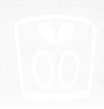

体重管理小秘书：通过合理饮食和适当运动预防妊娠糖尿病，也有助于孕妈妈有效管理孕期体重。

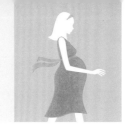

妈妈：现在孕妈妈会觉得自己变得笨拙起来。别担心，分娩之后自然会恢复。

注意餐次分配

少食多餐，将每天应摄取的食物分成五六餐。特别要避免晚餐与隔天早餐的时间相隔过长，所以睡前要适量加餐。

多摄取膳食纤维

在可摄取的分量范围内，多摄取高膳食纤维食物，如以糙米或五谷米饭取代白米饭，增加蔬菜的摄取量，吃新鲜水果，不喝饮料等，但千万不可无限量地吃水果。因为成熟的水果中含大量果糖、葡萄糖及其他单糖，特别容易被人体快速吸收。

饮食清淡

控制植物油及动物脂肪的用量，少用煎炸的烹调方式，多选用蒸、煮、炖等烹调方式。

✳ 患妊娠糖尿病后怎么吃

虽然，患妊娠糖尿病的孕妈妈要控制饮食量，但是也并不是说不让吃饱饭，每天都饿着。其实，这个控制主要是说碳水化合物、糖类、脂肪，而蛋白质、膳食纤维、维生素的摄入量可不能少，每日蛋白质的进食量要与孕期相同的正常孕妈妈基本相同或略高一些。特别要多吃一些豆制品，增加植物蛋白质的摄

入。另外，合理作息、保证充足的睡眠，也是这个时期患妊娠糖尿病的孕妈妈应当做到的。

日常的食材中有一些是适合妊娠糖尿病孕妈妈吃的，如西蓝花、南瓜、糙米等，可以适当多吃一些。

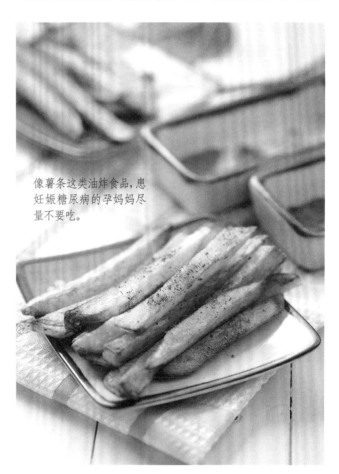

像薯条这类油炸食品，患妊娠糖尿病的孕妈妈尽量不要吃。

做个快乐孕妈

孕妈妈的情绪会影响胎宝宝的情绪，所以孕妈妈要保持心情轻松愉快、情绪稳定，避免精神紧张等不良情绪，和胎宝宝一起，快快乐乐地度过每一天。

✳ 孕期情绪与胎宝宝息息相关

孕妈妈的不良情绪不利于胎宝宝的健康和心智发展，因此孕妈妈在孕期要尽量保持一个好心情，这对孕妈妈和胎宝宝都十分有好处。经常保持良好情绪的孕妈妈，体内的有益物质会让孕妈妈的身体处于最佳状态，十分有益于胎盘的血液循环，促使胎宝宝稳定地生长发育，并且不易发生流产、早产及妊娠并发症。

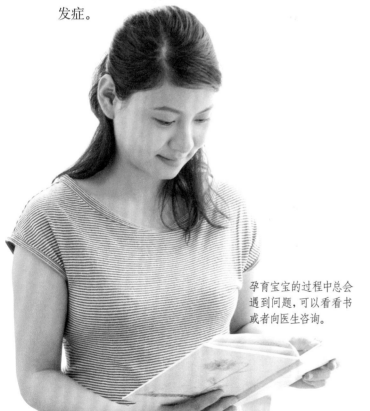

孕育宝宝的过程中总会遇到问题，可以看看书或者向医生咨询。

孕妈妈的好心情还能使自己食欲增强，预防孕期抑郁，有利于安胎和养胎。常接受情绪胎教的胎宝宝，出生后性情平和，不经常哭闹，能很快地形成良好的生活规律，如睡眠、进食、排泄等，一般来讲智商、情商也都较高。

✳ 重视不等于大惊小怪

随着胎宝宝一天天长大，孕妈妈容易产生矛盾、恐惧、情绪激动或内向性等心理现象，孕妈妈最担心的就是胎宝宝能否顺利成长，特别是大龄孕妈或好不容易怀孕的孕妈妈，其压力更是不言而喻，这些都是常见的。孕妈妈不仅要有心理准备，还要学会调节自己的心理和情绪，就把这看成是人生中难得的一次心理训练吧。

对于怀孕过程中出现的各种问题，比如头晕、恶心、呕吐、厌食、生理指标不正常等，既要给予足够的重视，又不要大惊小怪。孕妈妈可以问一问自己的母亲和有怀孕经历的朋友，或者看看书，还可以向医生咨询。即使是发生了与别人不一样的现象，只要没有危及自己和胎宝宝的健康，就不用过分担心。

✳ 好方法给孕妈妈更多好心情

有心理压力的孕妈妈，要给自己找一个快乐的理由，多想些开心的事情，多做些自己感兴趣的活动。

1. 买一本关于编织的书，买些五颜六色的毛线，学着为宝宝织点小东西，这个过程会让你很兴奋，也很有成就感。

2. 读一些自己感兴趣的书，如开心的漫画书，或漂亮的图文书。选几本怀孕育儿的书，多学习会让自己更有信心。

3. 每天照着孕期营养食谱做几个自己想吃的菜，到孕期结束，会突然发现自己厨艺大增。

4. 听一些放松心情的音乐，这也是音乐胎教的重要一环。

5. 每天或每周记一次怀孕日记，记录下自己的体重、日常饮食安排、感觉和变化，还有对将来宝宝的畅想。

✳ 正确面对不良情绪

虽说焦虑、愤怒、紧张等不良情绪会对母胎不利，但是生活中难免有磕碰，偶尔的不良情绪是正常的，对胎宝宝没有什么影响，不必大惊小怪。

有的孕妈妈因为看枪战片半夜到医院挂急诊，询问电视里的枪声会不会震坏宝宝的耳朵；还有的孕妈妈一时嘴馋，吃了一次麻辣香锅，总觉得胎动不正常，到医院又是好一通检查。

这种情况说轻了，是孕妈妈太不将怀孕当回事，说重了又太将怀孕当回事。在此孕妈妈可以记住一句话——从思想上轻视它，从行动上重视它，怀孕正是如此。

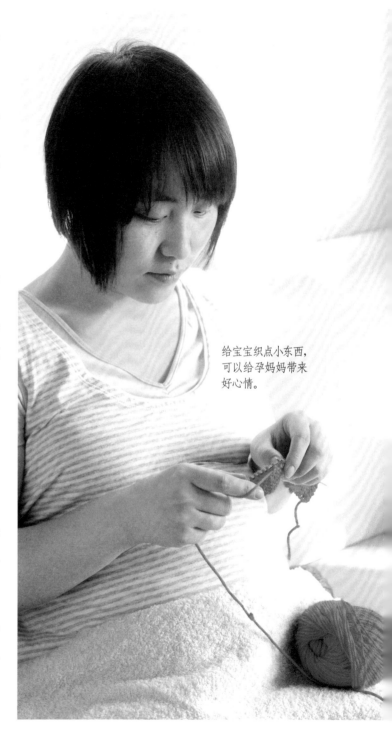

给宝宝织点小东西，可以给孕妈妈带来好心情。

孕 7 月

　　现在仍处于舒服的孕中期，不过孕妈妈还是会有不少的困扰，眼睛干涩和皮肤瘙痒是普遍的症状。为了胎宝宝，要保持微笑并学会忍耐。

25~28 周要事提醒

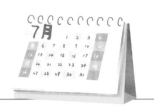

7月

孕 7 月最适合拍大肚照，孕妈妈可以将这个珍贵的时刻永远地保存下来。但是这个月也是妊娠高血压疾病的高发期，所以产检尤其要重视这项检查。那么除此以外，还有什么需要注意的吗？一起来看看吧！

贫血早发现

这一时期仍是贫血的高发生期，孕妈妈应做贫血检查，一旦发现贫血，要在分娩前治愈，以免影响到胎宝宝。

第 169 天

看看胎宝宝长多大了

在做这个月的 B 超检查时，可以看到胎宝宝的双顶径、股骨长、肱骨长以及头围等的准确数据，进而推测出胎宝宝的大小，而且也可以及早发现胎宝宝生长发育的一些异常现象。

预防水肿，远离妊娠高血压疾病

第 181~182 天

提前预防妊娠高血压疾病

为了预防妊娠高血压疾病，孕妈妈这段时间要特别注意。养成规律的睡眠习惯；保持心情愉快；注意血压和体重的变化；均衡营养；坚持散步、孕妇瑜伽等体育锻炼。此外还要特别警惕营养过剩的发生。

第 175 天

重要的输送带

连接母胎的脐带既厚又有弹性，外面是一层厚厚的胶状物质，紧紧包着一条静脉和两条动脉。脐带会一直为胎宝宝提供营养，直至宝宝出生后才功成身退。

第 178 天

孕期水肿需辨别

孕妈妈如果在孕期发生水肿，可能是正常水肿，这样的水肿经过卧床休息后就可以消退。但是如果卧床休息后仍不消退，则为妊娠水肿，应该引起重视。

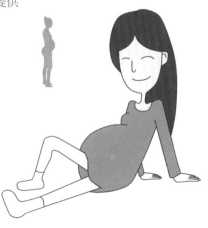

宝宝，你知道吗？爸爸妈妈对你的爱越来越强烈了！已经有些迫不及待，现在要给你准备属于你自己的小房间了。

准备宝宝用品时，准爸爸也有些小激动呢。

准爸爸也一起拍张照吧

第 193 天

准爸爸的参与

千万不要以为怀孕只是孕妈妈一个人的事情，准爸爸也可以参与。比如对孕妈妈的关爱和对胎宝宝的胎教，都可以使孕育宝宝的过程更美妙。

第 183~184 天

美美的大肚照

虽是"大腹便便"，内心却充满甜蜜，这也许是一辈子唯一一次"以腹为荣"的时刻。选一个阳光明媚的好日子，让准爸爸带着你去拍一套美美的大肚照吧。

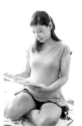

第 196 天

不止产后才抑郁

孕期本是幸福的时期，但是由于身体的变化，再加上内心的需求得不到满足，孕妈妈很可能会发生孕期抑郁。

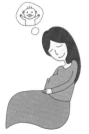
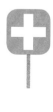

第 187 天

开始准备宝宝用品吧

现在趁着走动还方便，孕妈妈可以有目的地准备一些宝宝用品，以免到分娩时手忙脚乱。如果精力允许，还可以提前布置下宝宝的房间。

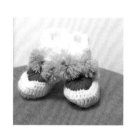

孕7月产科专家有问必答

孕7月是孕中期最后一个月，由于胎宝宝越来越大，孕妈妈的孕期生活也会变得更加辛苦。此时，要保护好自己的肚子，平安度过孕中期。

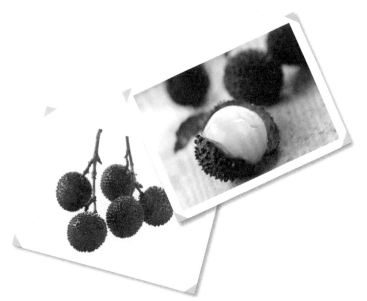

春天受孕真的容易早产吗

有人说，春天受孕的女性更容易早产，原因在于随着季节的不同，饮食、日照、锻炼习惯都会发生变化，影响到人体免疫系统，从而给怀孕带来潜在影响。季节确实会影响孕妈妈的身体和情绪，但早产与病毒或细菌性感染、过度劳累、外伤、胎膜早破、宫颈机能不全等因素有关，而与季节因素关系不大。

孕妈妈可以吃荔枝吗

"荔枝上市，百果让位"，夏天到了，爱吃荔枝的孕妈妈有福了。但是专家提醒，荔枝可以吃，但要有度。从中医角度来说，怀孕之后，体质偏热，阴血往往不足。荔枝同桂圆一样也是热性水果，过量食用容易产生便秘、口舌生疮等上火症状，而且荔枝含糖量高，易引起血糖过高，孕妈妈要适量使用。

怕产后瘦不下来，总想节食怎么办

产科医生再三叮嘱

在孕期，孕妈妈体重增加、身体发胖都是必然、合理的，只要在正常范围内就不用担心。先天营养是决定胎宝宝生命力的重要环节，营养供给不足就会带来严重后果。比如缺乏蛋白质会影响神经细胞增殖，导致智力低下；缺乏钙、磷等矿物质，就会影响骨骼、牙齿的生长发育；缺乏维生素会使免疫力下降，影响胎宝宝健康生长发育。因此，孕妈妈要合理安排饮食，讲究荤素搭配、营养均衡，不要暴食也不要节食。

早产有什么征兆

到了孕晚期，孕妈妈和准爸爸最好尽早了解一下早产的征兆。如果有未满孕周"见红"，并伴有规律宫缩、持续性下腹痛、下背酸痛、阴道有温水样的东西流出等异常情况出现，应及时与医生取得联系，尽早去医院接受检查，以免造成不可挽回的伤害。

如何缓解腰背痛

孕中晚期，随着腹部的增大，不少孕妈妈都会出现腰背痛，此时可以通过规范生活习惯来缓解这种症状。如保持正确的站、坐、躺、走姿势；多晒太阳，补充钙质；适当按摩或锻炼腰、腹、背等部位的肌肉；适当控制体重；不要干重活等。

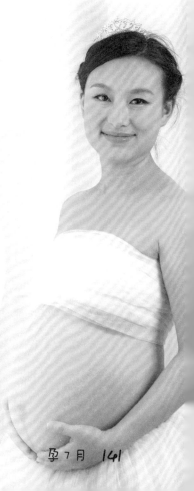

光照胎教究竟靠不靠谱

一般来说，胎宝宝是比较害怕强光刺激的，孕妈妈并不了解腹中的胎宝宝是苏醒还是睡眠，强行进行光照刺激，反而可能影响胎宝宝睡眠质量和生长发育情况。手电筒的红光属于长波光线，可能对胎宝宝眼部造成损害。孕妈妈对待光照胎教需慎重，不可肆意施行。可以外出晒晒太阳，让胎宝宝接受天然的光照胎教吧。

拍大肚照有什么要注意的吗

随着思想观念的转变和网络的影响，拍大肚照已经越来越多地为孕妈妈所接受。但要注意拍摄时间不宜过长，也不宜过于频繁地换衣服，否则会使孕妈妈体力不支；动作不宜太大，要多和摄影师沟通；最好不要做美甲、彩绘和化浓妆等，不仅后期清洁不便，还会影响到胎宝宝；拍摄场景不要选择高难度的、过于危险的地方，如果是户外应选择环境好又安静的地方。

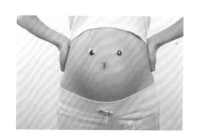

宝宝：胎宝宝肺中的血管、恒牙的牙蕾、口腔内的神经等继续发育着，此时能抱起小脚和握紧拳头了。

享受星级产检

　　这时期贫血发生率增加，孕妈妈务必要做贫血检查，若发现贫血要在分娩前治愈。孕妈妈必须定期到医院做检查，孕28周前每4周检查1次，孕28周开始每2周检查1次。

＊ 本月产检项目

　　本月的产前检查，孕妈妈可能会做的项目有：

□检查子宫大小与高度

□检查皮疹、静脉曲张、水肿等项目

□检查体重与血压

□验尿

□检查血色素及血细胞比容等

□检查你的饮食习惯，必要时，与医生讨论你的体重情况

□听胎宝宝的心跳

□通过超声波看看胎宝宝的情况

□与医生讨论你的感觉和关心的问题

（以上项目可作为孕妈妈产检参考，具体产检项目以医院及医生提供的建议为准。）

＊ 专家解读产检报告

　　双顶径：在孕5月以后，双顶径基本与怀孕月份相符，也就是说，孕28周（7个月）时双顶径约为70毫米；孕32周（8个月）时约为80毫米。以此类推，孕8个月以后，平均每周增长约2毫米为正常，足月时应达到93毫米或以上。

　　股骨长：指的是胎儿大腿骨长度，正常值与相应怀孕月份的双顶径值差2~3厘米（适用于胎龄22周以上的胎宝宝）。

　　肱骨长：指的是上腕骨的长轴，用于推断孕中晚期的妊娠周数。

　　头围：是胎宝宝环头1周的长度，下表为孕周与头围的对应值。由于是通过B超测量胎宝宝头围，可能存在误差或测量不准的情况，因此检查单上头围与下表数值稍有差异，孕妈妈也别担心，下次产检可以再测量一次。

01　02　03　04　05　06　07　08　09　10　11　12　13　14　15　16　17　18　19

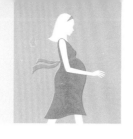

体重管理小秘书：有效预防贫血，以免孕期体重增加过慢，甚至有所下降。

妈妈：妊娠纹更加明显，皮肤像要被撑裂了似的，可能还会感到有些疲惫。

孕周与头围的对应值（单位：毫米）

孕周	16周	17周	18周	19周	20周	21周	22周	23周	24周	25周	26周	27周	28周
头围	120	135	149	162	175	187	198	209	220	230	239	249	258
实测头围													

孕周	29周	30周	31周	32周	33周	34周	35周	36周	37周	38周	39周	40周	
头围	266	275	283	290	298	305	312	319	326	333	339	345	
实测头围													

✳ 产检前你需要注意这些

本月是妊娠高血压疾病的高发期，孕妈妈不能忽略量血压这个小检查。量血压时一定要放松，孕妈妈因为在医院里交各种费用而走来走去，使得量出来的血压有些失常。碰到这样的情况，医生会建议你先休息15分钟，安静下来再进行测量。

这一时期贫血的发生率增加，孕妈妈应做贫血检查，一旦发现贫血，要在分娩前治愈。

做贫血检查时需要抽血，抽血后，需在针孔处进行局部按压3~5分钟进行止血；不要揉，以免造成皮下血肿。如有出血倾向，更应延长按压时间。

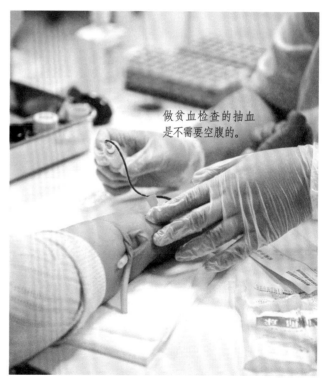

做贫血检查的抽血是不需要空腹的。

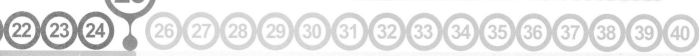

做个三维、四维彩超

三维、四维彩超就是通过 B 超看胎宝宝发育是否正常，排除畸形。它主要包括胎头、上唇、脊柱、腹部（双肾、肝、胃泡、膀胱、胆囊）、四肢、心脏等器官的排畸。

✳ 做彩超前要吃饱

三维、四维彩超一般在孕 24~28 周做最合适。在孕 24 周之前，胎宝宝的皮下脂肪很少，脸部的骨骼会透过皮肤突出来；到了孕 28 周以后，孕妈妈肚中的羊水会有所减少，难以看清楚胎宝宝的脸。到了孕 30 周，胎宝宝的头部可能已经进入骨盆了，医生一般不建议孕晚期做三维、四维彩超。做彩超前不需要空腹，最好是吃完早餐，因为吃饱之后胎宝宝会动得比较厉害，可以看得更清楚。很多医院做三维、四维彩超时需要预约，孕妈妈要提前了解当地医院的情况，别错过最佳时间。

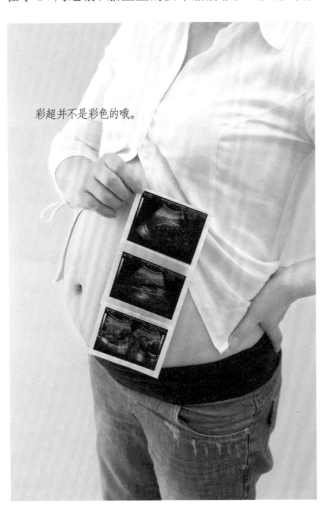

彩超并不是彩色的哦。

✳ 做彩超需要 10~15 分钟

做三维、四维彩超时，医生会看得比较仔细，观察比较全面。如果胎宝宝很健康，且愿意活动，一般 10~15 分钟就够。如果胎宝宝偷懒，不愿意动，也不愿意翻身的话，医生很难看到胎宝宝的所有部位，孕妈妈可以在 B 超室外走动一会，喝点水或果汁，和胎宝宝说说话，一两个小时后再进入 B 超室继续检查。此次彩超十分重要，孕妈妈不要心急。

很多孕妈妈在做三维、四维彩超或大排畸之前都会非常紧张，担心胎宝宝在肚子里有什么问题。其实不用担心，检查出来有问题的是很少的，大部分的胎宝宝都是健健康康的。所以孕妈妈在做三维、四维彩超时，要尽量放轻松，紧张的情绪反而会引起胎宝宝的不安。如果孕妈妈感到十分紧张，可以深呼吸，多走走路，这样更有利于胎宝宝动起来。

要警惕阴道炎

孕期由于阴道内的分泌物增多，孕妈妈非常容易感染阴道炎。

✳ 阴道炎的危害

感染滴虫性阴道炎容易引起流产、胎宝宝发育畸形，霉菌性阴道炎会导致新生儿患鹅口疮、肛门周围念珠菌性皮炎等疾病。为了孕妈妈和胎宝宝的健康，预防阴道炎很重要。因为阴道炎症有多种类型，孕妈妈如果发现阴道不适，应及时去医院就诊，确诊后在医生指导下用药。

✳ 如何预防阴道炎

1. 内裤、浴巾应保持清洁，必要时采取5~10分钟的煮沸消毒。最好每天将换下的内裤用60℃以上的热水浸泡或煮沸消毒。

2. 加强锻炼，提高自身免疫力。

3. 少吃甜食。吃糖较多会导致血糖或尿糖偏高，阴道内糖原增加，酸度增高，酵母菌大量繁殖，容易引发阴道炎。

4. 不用卫生护垫。阴道细菌都是厌氧菌，在没有氧气的情况下就会泛滥。长期使用卫生护垫，加上湿润的阴道环境，更加剧了细菌的繁殖速度。孕妈妈应选择穿棉质内裤，有利于私处的"通风透气"。

5. 不要光顾不正规的游泳场所、洗浴场所，或去不正规的医疗单位做器械检查，避免发生间接感染。

6. 孕期性生活要使用安全套，防止夫妻交叉感染、反复感染。必要时，准爸爸也需要到医院做检查，积极配合治疗。

7. 拒绝过度清洗。使用碱性香皂、浴液，甚至高锰酸钾、酒精等药品进行私处清洁会破坏女性身体作为天然屏障的弱酸性环境，还会引起病菌逆行感染，引发阴道炎。没有病症的情况下用清水清洁即可。

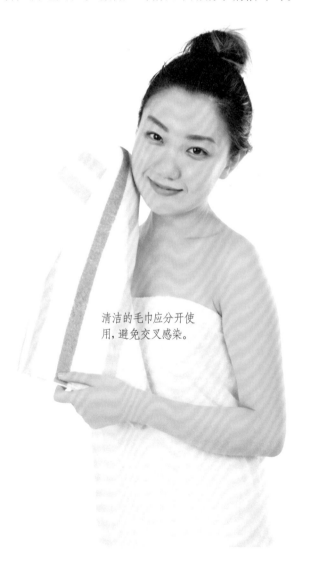

清洁的毛巾应分开使用，避免交叉感染。

宝宝：胎宝宝的肺、脊柱仍在发育中，已经会吸气和呼气，眼睛已经形成，听觉也很敏锐。能随着音乐而移动，还能对触摸有反应。

专家说妊娠高血压疾病

　　这个月，孕妈妈的肚子越来越大了，体重增加，因此预防妊娠高血压疾病是重点。妊娠高血压对母体和胎宝宝的影响不容忽视，应引起重视。

✳ 妊娠高血压疾病症状解析

　　正常情况下，孕晚期孕妈妈会有足部水肿，但妊娠高血压导致的水肿通常会出现在怀孕第4~7个月，且会发展到眼睑部位。对于怀孕前患有高血压、慢性肾炎及糖尿病的孕妈妈，在孕20周以后出现头晕、头痛及水肿时，要及时去医院检查。

　　虽然妊娠高血压只是暂时的，但如果控制不好，可能会发展为重度妊娠高血压，引发孕妈妈抽搐、昏迷等，威胁母胎生命安全。妊娠高血压疾病临床诊断标准为孕20周后血压超过130/90毫米汞柱，或血压较以前升高超过30/15毫米汞柱，并伴有蛋白尿及水肿。轻度妊娠高血压无明显症状或仅有轻度头晕，产

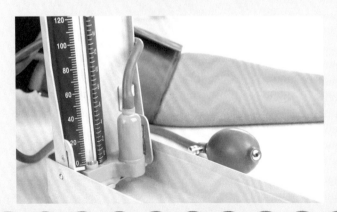

后大多自愈。中度妊娠高血压可能会有头晕等轻度自觉症状。重度妊娠高血压包括先兆子痫及子痫。

✳ 妊娠高血压疾病患者怎么吃

　　1. 不吃含钠高的食物，如腌肉、腌菜、腌蛋、腌鱼、火腿、榨菜、酱菜等，以免水钠潴留。轻度妊娠高血压疾病患者只要不吃过咸的食物就可以了。中度、重度患者每天盐摄入量分别不要超过5克和3克。小苏打、发酵粉也含有钠，要适当限制食用。每天摄入蔬菜500克，水果200~400克，多种蔬菜和水果搭配食用，有利于防治妊娠高血压疾病。

　　2. 轻度妊娠高血压疾病的孕妈妈应留意计算水分的摄入，中度患者每天水摄入量不超过1200毫升，重度患者可按前一天尿量加上500毫升水计算摄入量。

　　3. 宜吃芹菜。芹菜有镇静降压、醒脑利尿、清热凉血、润肺止咳等功效，常吃对于妊娠高血压、妊娠水肿、缺铁性贫血的疗效比较显著。

　　4. 宜吃鱼。鱼富含优质蛋白质与优质脂肪，其所含的不饱和脂肪酸可降低血液中的胆固醇和甘油三酯，是孕妈妈防治妊娠高血压疾病的理想食品。

(01)(02)(03)(04)(05)(06)(07)(08)(09)(10)(11)(12)(13)(14)(15)(16)(17)(18)(19)

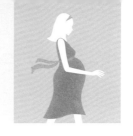

体重管理小秘书：少吃盐，控制好每日的水分摄入，也有助于较好地管理体重。

妈妈：这期间是妊娠糖尿病、贫血高发期，应注意防治。

5. 宜吃鸭肉。鸭肉富含蛋白质、脂肪、铁、钾等多种营养素，有清热凉血、祛病健身之功效。研究表明，鸭肉中的脂肪不同于黄油或猪油，其化学成分近似橄榄油，有降低胆固醇的作用，对防治妊娠高血压疾病有益。

✱ 妊娠高血压疾病的危害

在孕 20 周以后是妊娠高血压疾病的多发期，发生概率约占所有孕妈妈的 5%，属于妊娠期高发病率的疾病，表现为高血压、蛋白尿、水肿等。

对母体的影响：妊娠高血压易引起胎盘早期剥离、子痫、心力衰竭、凝血功能障碍、脑出血、肾衰竭及产后血液循环障碍等。

对胎宝宝的影响：早产、胎儿窘迫、胎儿生长受限等。

✱ 易患妊娠高血压疾病的人群

1. 初产妇。

2. 体型矮胖者。

3. 营养缺乏者。

4. 患有原发性高血压、慢性肾炎、糖尿病合并妊娠者。

5. 双胎、多胎、羊水过多及葡萄胎的孕妈妈。

6. 有家族史，如孕妈妈的母亲有子痫前期史。

✱ 找对方法，提前预防妊娠高血压疾病

注意休息：正常的作息、足够的睡眠、保持心情愉快对于预防妊娠高血压疾病有重要作用。

注意血压和体重：平时注意血压和体重的变化。可每天测量血压并做记录，如有异常情况，应及时就医。如果体重增加过快，发病的可能性就会增加。

均衡营养：勿吃太咸、太油腻的食物；孕期补充钙和维生素，多吃新鲜蔬菜和水果，适量进食鱼、肉、蛋、奶等高蛋白、高钙、高钾及低钠食物。

坚持体育锻炼：散步、太极拳、孕妇瑜伽等运动可使全身肌肉放松，促进血压下降。

孕期提高警惕：孕期时，孕妈妈摄入过多的热量导致营养过剩，可能会引发妊娠糖尿病，还有可能增加妊娠高血压疾病发生的风险，直接导致分娩困难。孕妈妈平时所吃食物尽量多样化，少吃高盐、高糖食物。

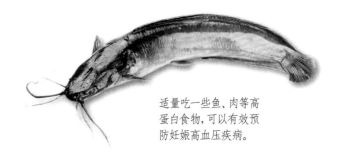

适量吃一些鱼、肉等高蛋白食物，可以有效预防妊娠高血压疾病。

宝宝：胎宝宝的肺继续发育，味蕾、虹膜、睫毛已基本形成。所以，此刻他能感觉不同的味道，还能觉察光线的变化。

饮食注意事项

在胎宝宝增长智力的关键时刻，孕妈妈多吃些核桃、芝麻、花生等健脑食品，以及豆类和谷类等营养含量较高的五谷杂粮，才能为胎宝宝提供充足、均衡的营养。

✱ 宜吃的食物

针对易出现的牙龈出血、肿胀，孕妈妈可以通过多吃蔬菜和水果，帮助牙龈恢复健康，如橘子、梨、番石榴、草莓、苹果等。

患妊娠糖尿病的孕妈妈用糙米或五谷米饭来代替白米饭，可延缓血糖的升高，控制血糖。

孕妈妈多吃一些富含胶原蛋白的猪蹄、羊蹄等，有利于增加皮肤弹性，预防和缓解妊娠纹。

习惯素食的孕妈妈，豆制品是再好不过的健康食品了，它可以提供孕期所需的很多营养，如优质的蛋白质。

孕妈妈本月可能会发现自己水肿了，尤其是下肢显得更为严重。正常的水肿，卧床休息后就可以自动消失，如果长时间不消失的话，就要食用一些消肿的食物，如冬瓜、鲫鱼、鸭汤等。

✱ 这些食物摄入有讲究

孕妈妈切不可为了减轻水肿，自行使用利尿剂，那会引起胎宝宝心律失常、新生儿黄疸等，危害胎宝宝的健康。

喝牛奶可以补充钙质，但孕妈妈千万不要拿牛奶当水喝，若大量饮用可使蛋白质摄入过量，加重肾脏负担。

吃完葡萄不能立即喝水或者牛奶，容易引起腹泻，最好在 30 分钟以后再喝。

孕妈妈不能毫无节制地补充脂肪，以免引起营养过剩，体重增加过快，最好坚持优质、少量的原则。

有一些水果是不可以在饭前空腹吃的，如圣女果、橘子、香蕉等。圣女果中含可溶性收敛剂，如果空腹吃，就会与胃酸相结合而使胃内压力升高引起胀痛；橘子中含大量有机酸，空腹食之则易产生胃胀、呃酸；空腹吃香蕉，会使血中镁量升高而对心血管产生抑制作用。

(01)(02)(03)(04)(05)(06)(07)(08)(09)(10)(11)(12)(13)(14)(15)(16)(17)(18)(19)

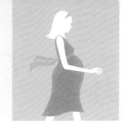

体重管理小秘书：注重饮食禁忌，讲究营养搭配，均有助于维持孕期体重稳步增加。

妈妈：此时血压会稍高一些，属正常现象。也可能分泌出少量乳汁。

✳ 营养食谱推荐

营养的食谱能为胎宝宝提供合理的营养，让孕妈妈也吃得舒心可口。

鸡蛋软煎饼

原料：鸡蛋 1 个，面粉 100 克，淀粉、葱花、盐各适量。

做法：①将面粉、淀粉加盐，倒入凉水搅拌成糊；再把葱花倒入糊中；鸡蛋打入糊中，搅散备用。②油锅烧热，转小火，倒入 1 勺面糊，均匀摊开，一面凝固后煎反面，至两面金黄时即可。

营养功效：香香软软的鸡蛋煎饼能唤起孕妈妈一天的好胃口。

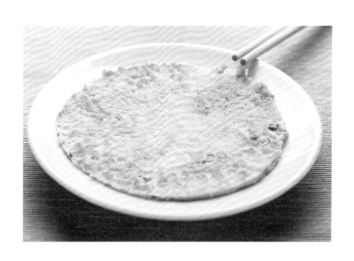

糖醋西葫芦丝

原料：西葫芦 1 根，蒜末、花椒粒、盐、陈醋、白糖、淀粉各适量。

做法：①西葫芦洗净，去子，切丝。②油锅烧热，放入花椒粒，炸至变色，捞出花椒。③放入蒜末，煸出香味，倒入西葫芦丝翻炒。④盐、白糖、陈醋、淀粉和水调成汁，沿锅边淋入锅里，翻炒均匀。

营养功效：西葫芦含有多种 B 族维生素，可保持细胞的能量充沛。

妊娠水肿怎么办

孕中期以后，很多孕妈妈发现自己出现了水肿现象，尤其是下肢显得更为严重。除了影响形象，还让人心生隐忧：这是一种正常现象吗？

✳ 正常水肿与不正常水肿

孕期孕妈妈常发生下肢水肿，一部分是由于胎宝宝发育、子宫增大而压迫下肢，使血液回流受影响，这样的水肿经过卧床休息后就可以消退，不需要担心。

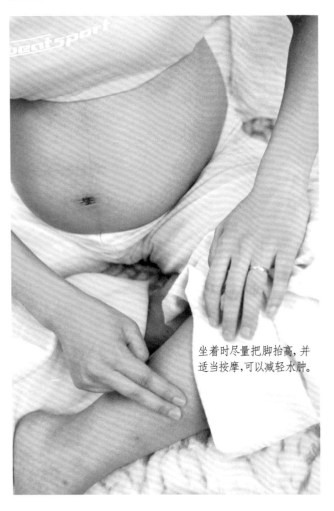

坐着时尽量把脚抬高，并适当按摩，可以减轻水肿。

如果卧床休息后仍不消退，则为妊娠水肿，是不正常的现象，应该引起重视。妊娠水肿在开始时有可能是隐性的，也就是孕妈妈体内水分已经开始增加，但没有表现为水肿，而是表现为体重增加过多、过快。所以在最近这段时间，当孕妈妈的体重每周增长超过0.5千克时，就要考虑是否为妊娠水肿了。这种水肿一般由踝部开始，使腿看起来像萝卜一样，逐渐上升至小腿、大腿、腹部至全身，孕妈妈会感觉相当疲惫。妊娠水肿有时是妊娠期全身疾病的一种症状，应引起注意。

✳ 解决方法

无论是什么原因引起的妊娠水肿，药物治疗都不能彻底解决问题，必须在日常生活中多加注意，才能有效缓解这种症状：减少食盐及含钠食品的摄入量，如少食咸菜，以减少钠潴留；增加卧床休息时间，以使下肢回流改善，站立时注意不时地变换姿势，使腿部得到轮流休息，坐着和躺着时，可将脚抬高，以使肾血量增加，增加尿量，减轻水肿；经常户外散步，用适当的运动来促进下肢血液循环；服装要宽松舒适，特别是下装更要宽松一些，鞋子要柔软轻便；食用冬瓜、红豆、鲫鱼、秋初的老鸭可以消肿，很适合体质燥热、容易水肿的孕妈妈。

此外，专家提醒，如果出现尿蛋白、尿比重过高，肾功能受损等情况，则必须住院观察与处理。

开始为宝宝准备物品吧

从孕中期开始，孕妈妈就可以有目的地准备一些宝宝用品，趁着现在走动还方便，赶快为宝宝准备一些出生之后要用的东西吧。

✳ 向有经验的妈妈取经

很多孕妈妈觉得什么东西都需要买，等到宝宝出生后才发现买了很多不实用的东西。所以，孕妈妈在买东西之前，最好向有经验的妈妈们取取经，问问她们在做分娩准备的时候，什么东西是要多备的，什么是买了根本没用的，再根据她们的建议购置。

下表是常见的宝宝必备物品，孕妈妈可以拿来参考，也可以结合有经验的妈妈的意见增加条目或重新拟定，买完一个可在对应的"□"内打✓。

喂养用品	□ 奶瓶 □ 奶瓶刷 □ 配方奶 □ 小勺
护肤用品	□ 爽身粉 □ 护臀膏 □ 婴儿湿巾 □ 最小号纸尿裤或棉质尿布 □ 隔尿垫 □ 婴儿专用棉签
服装用品	□ "和尚领"内衣 □ 连体服 □ 护脐带 □ 小袜子 □ 婴儿帽 □ 出院穿着的衣服和抱被

✳ 一个品种不买太多

宝宝长得快，小婴儿装很快就穿不上了，小号的奶嘴、纸尿裤也会很快过渡到中号或大号，加上季节更替，一个品种备多了，用不上反而浪费。

✳ 没必要每件东西都买新的

只穿过几个月的孕妇装，只下过几次水的宝宝装，从同事朋友那儿传过来的这些东西，只要质量好，尽可放心使用，能够为你节省不少开支。

✳ 暂时可以不买的

不要想在怀孕前把宝宝出生以后很长时间的东西都预备齐了。月子内需要的物品备齐就行，如果想从容些，最多备到宝宝3个月用的就足够了。

✳ 布置宝宝的房间

在整个儿童期，宝宝可能都在使用同一个房间，所以装饰必须能与他一起成长。简单的背景颜色，时尚的点缀，使其可以随宝宝的成长随时更换。家具必须结实，边角圆滑，最好选购安全的天然材质制品。白天光照要充足，也要安装一盏晚间照明灯。厚窗帘可以防止宝宝被外面的强光照醒。

宝宝：胎宝宝的肺已经能呼吸了，体重也在一点点增加。男孩的睾丸开始下降入阴囊，女孩的阴唇尚不能覆盖阴蒂。

专家说孕期抑郁

很多时候，家人甚至医生都会简单地把孕妈妈的沮丧和抑郁归结为一时的情绪失调。其实，这是因为孕期激素水平迅速增加而引起的。找到孕妈妈抑郁的原因，采取相应的办法，才能使孕妈妈和胎宝宝快乐地度过这段美好时光。

✳ 孕期抑郁的症状

如果在一段时间（至少2周）内有以下4种或以上的症状，则可能已患有孕期抑郁症。如果其中的一两种情况在近期特别困扰孕妈妈，则必须引起高度重视。

孕期抑郁症的症状，若有此症状，请打✓。

☐不能集中注意力

☐焦虑

☐极端易怒

☐睡眠不好

☐非常容易疲劳，或有持续的疲劳感

☐不停地想吃东西或者毫无食欲

☐对什么都不感兴趣，总是提不起精神

☐持续情绪低落，想哭

☐情绪起伏很大，喜怒无常

✳ 导致孕期抑郁的原因

怀孕期间体内激素水平的显著变化，会促使孕妈妈情绪波动变大。孕妈妈很可能在怀孕6~10周时初次经历这些变化，然后在孕中晚期再次体验到这些变化。激素的变化将使孕妈妈比以往更容易感觉焦虑。因此，当孕妈妈开始感觉比以往更易焦虑和抑郁时，应提醒自己，这些都是怀孕期间的正常反应，以免为此陷入痛苦和失望的情绪中不能自拔。

另外还有一些导致孕期抑郁症的诱因：①很多头胎孕妈妈缺乏对分娩的直接体验，只能间接从当下的媒体环境中耳闻目睹他人分娩的痛苦经历，难免焦虑。②怕宝宝畸形。虽然做过多次检查但毕竟有些胎宝宝存在健康问题不能查出，孕妈妈对此焦虑，怕生个不健康的宝宝。③对胎宝宝性别的忧虑。大多数父母对生男生女大多能正确看待，但在人的潜意识里仍有某种对胎宝宝性别的好恶，或家人对生男生女比较在意。

01 02 03 04 05 06 07 08 09 10 11 12 13 14 15 16 17 18 19

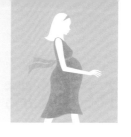

体重管理小秘书：注如果一时贪嘴多吃了，可以减少第二天的饮食量，以清淡食物为宜。

妈妈：因子宫底已上升到肋骨下缘，你会明显感觉呼吸困难。

不知胎宝宝性别心中不免打鼓。④患有妊娠高血压疾病、妊娠合并心脏病等产前并发症的孕妈妈，由于自身健康存在问题，同时也怕殃及胎宝宝，因此也易焦虑。⑤由于孕期各种不适症状加重，如出现皮肤瘙痒、腹壁皮肤紧绷、水肿等不适，使心中烦躁、易焦虑。⑥由于行动不便，整日闭门在家，注意力集中到种种消极因素上，加重焦虑。⑦担心宝宝出生后，自己的职业受到影响或家庭经济压力加大，而产生焦虑。⑧怀孕后的女性往往最担心产后会失去怀孕前的一切，在丈夫面前"失宠"，还担心自己身材会变形。⑨中高收入女性在怀孕后马上辞退工作，原先充实的生活状态、明确的生活目标一下子就没了，人也变得很空虚，不做事情就东猜西想，猜想久了心理问题也就出来了。

✳ 孕期抑郁高发人群

1. 怀孕具有危险性的孕妈妈。

2. 怀孕后服用过药物。

3. 有过流产经历。

4. 生活有重大变动。

5. 有过痛苦经历。

✳ 远离孕期抑郁的小窍门

和准爸爸多交流：保证每天有足够的时间和准爸爸在一起，并保持亲密的交流。如果身体允许可以考虑一起外出度假，尽可能营造温馨的家庭环境。

把坏情绪表达出来：向亲人和朋友们说出自己对未来的恐惧和担忧，告诉他们自己对怀孕感到恐慌和害怕。相信他们一定会给予孕妈妈想要的安慰和帮助。

转移注意力：孕妈妈可以在孕期为胎宝宝准备一些出生后要用的东西，比如衣服、帽子和鞋袜等，看着这些可爱的小物品，想着宝宝出生后的幸福生活，孕妈妈会感觉心情愉快，这对缓解孕期抑郁有帮助。

多和朋友在一起交流心得，可以缓解孕期抑郁。

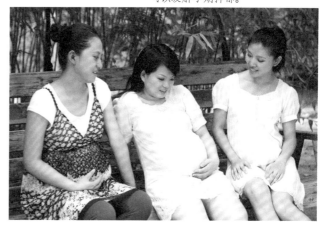

胎教，准爸爸不可缺席

准爸爸是孕妈妈接触最多而又最亲密的人，准爸爸的一举一动，乃至情绪、表情，不仅可以直接影响到孕妈妈的情绪，更会间接影响到孕妈妈腹中的胎宝宝。所以准爸爸应积极主动地参与到胎教中来，并努力担任胎教的主角。

✳ 神奇的准爸爸胎教

胎宝宝体内带着准爸爸的基因，在他能感受到爱抚、听见声音时，会对这个未曾谋面的男人有一种本能的信任感，因此有准爸爸参与的胎教，胎宝宝会更加愉悦，也可以帮助胎宝宝达到完整的身心发展与健全的人格。

✳ 准爸爸的音乐胎教

英国科学家证实，胎宝宝最容易接受低频率的声音；而美国的优生学家也认为，胎宝宝最喜欢准爸爸的声音。因为准爸爸以中低频为主的声波很容易透入子宫内，能够让胎宝宝建立安全感，所以准爸爸可以多为胎宝宝唱歌，也可与孕妈妈一起哼唱，这样有益于胎宝宝心理的健康发展，宝宝出生后性格会更好。

准爸爸的歌声能让孕妈妈和胎宝宝感受到重视与疼爱，并觉得愉快和欣慰，有安全感，有利于增进一家三口之间的感情，使全家沉浸在幸福的气氛中。同时，准爸爸的歌声对胎宝宝脑部的发育会有很大的帮助，经常聆听准爸爸的歌声，有利于胎宝宝出生后形成良好的性格。

✳ 准爸爸的语言胎教

准爸爸每天要呼唤宝宝的小名，比如，每天上班前，可轻唤胎宝宝："××，你醒了吗？爸爸可要上班去喽，你要听妈妈的话，和妈妈好好玩，晚上见。"下班后，准爸爸也要与胎宝宝打个招呼，隔着孕妈妈的肚皮与他进行亲切的交谈。让这样的谈话坚持下去，直到宝宝出生，你们的关系会更加亲密。不过，与胎宝宝讲话时，准爸爸不要离孕妈妈太远，也不要紧贴腹部，这样会妨碍准爸爸把感情、眼神通过孕妈妈的视觉传递给胎宝宝。要注意用柔和、平缓的语调与胎宝宝交谈，不要一下子就发出很大的声音，以免使胎宝宝受到惊吓。

✳ 准爸爸的情绪胎教

孕妈妈的情绪会因孕激素的影响产生变化，出现伤感、易怒等情绪。此时准爸爸应学会包容、忍让，用各种方法去安慰孕妈妈，逗她开心。你的快乐情绪和体贴能感染、感动孕中的妻子。

除此之外，准爸爸要尽量推掉一切不必要的应酬，多陪陪孕妈妈，陪她一起到公园、林荫道或田野中散步，或者一起听音乐、欣赏画册，也可以通过幽默风趣的语言宽慰和开导她，以调节孕妈妈的情绪。这样，孕妈妈会感到准爸爸充满爱意的体贴，心情舒畅惬意。

✳ 准爸爸的抚摸胎教

准爸爸经常用自己宽大的手掌抚摸孕妈妈的腹部，不仅会使孕妈妈感到精神舒畅，还能安抚胎宝宝的情绪。尤其是胎宝宝胎动频繁时，最适宜准爸爸进行抚摸胎教。

当胎宝宝在动，并且用小脚轻踢孕妈妈的肚子时，孕妈妈的肚子会凸起来一块，这时候准爸爸可轻轻拍打或抚摸胎宝宝踢的部位，并告诉胎宝宝："宝贝，猜猜哪只手是爸爸的。"或干脆把耳朵贴在孕妈妈的肚皮上，感觉胎宝宝了不起的腿力。如果胎宝宝踢中了准爸爸贴的位置，准爸爸一定要及时给予夸奖。

经常抚摸胎宝宝，或与他玩互动游戏，会加深你们的感情，宝宝出生后，也会与你特别亲昵。

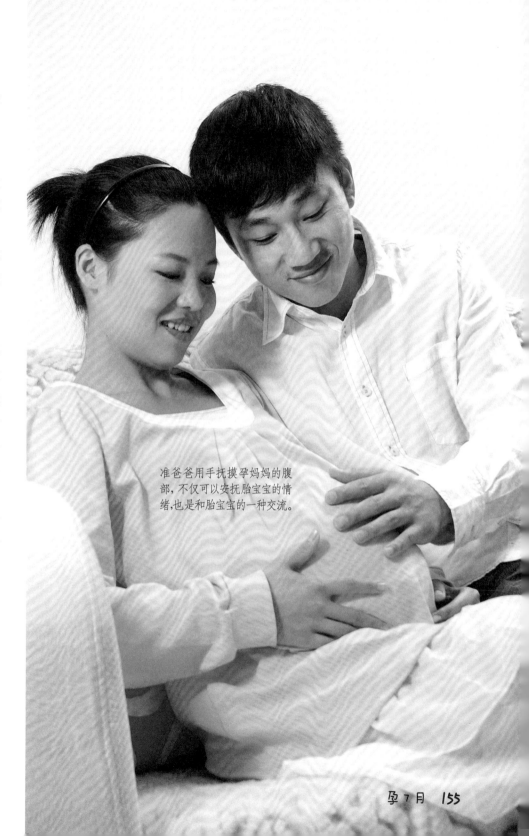

准爸爸用手抚摸孕妈妈的腹部，不仅可以安抚胎宝宝的情绪，也是和胎宝宝的一种交流。

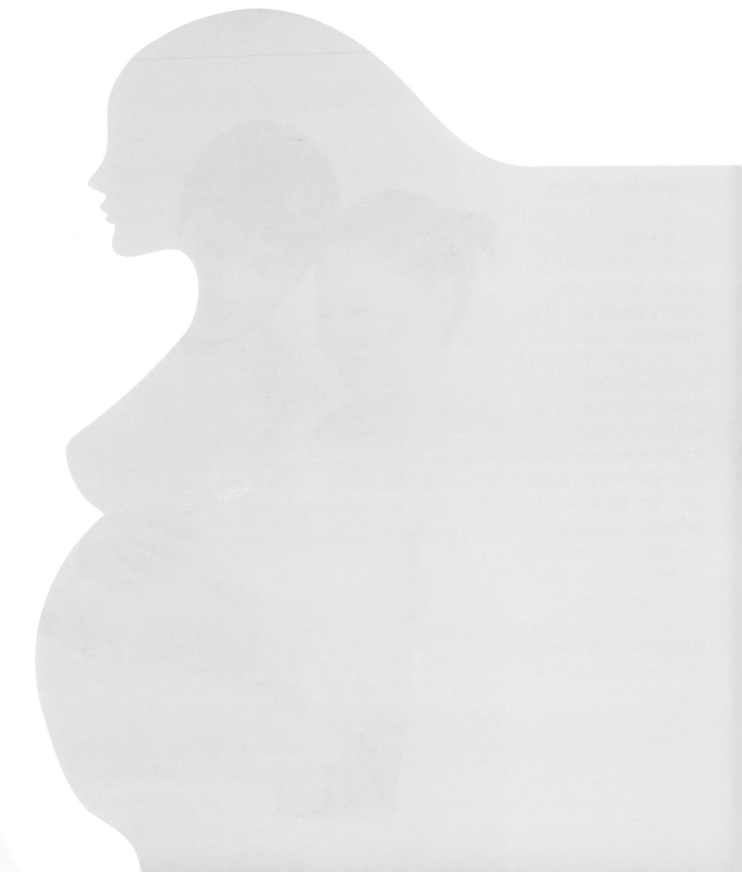

孕 8 月

　　为了腹中的胎宝宝，孕妈妈要忍受胃痛、失眠、疲劳的困扰，但是孕妈妈的眼神依然是那么温柔明亮，只要宝宝平安，就是莫大的幸福。

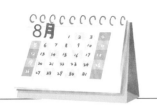

经过了不长不短的安稳、平静生活之后，孕妈妈和胎宝宝终于走到了孕 8 月。从这个月起到分娩只有 2 个多月了，是不是有一种马上要见到曙光的感觉？不过更大的考验还在后面，孕妈妈要坚强面对。

生殖道感染要当心

通过检查白带（其中主要是阴道 pH 和阴道清洁度的检查），产科医生基本上可以判断孕妈妈是否有生殖道感染。

第 197 天

骨盆测量是重点

这段时间的产检重点是骨盆外测量，主要通过测量骨盆入口和出口的各径值，来评估骨盆大小及形状。如果结果异常，还会进行骨盆内测量，并根据胎宝宝大小、胎位、产力选择分娩方式。

宝宝更大了，
"腹"担也重了

第 209~210 天

考虑使用托腹带

托腹带是一种常见的母婴用品，但并非每个孕妈妈都需要使用。如果孕妈妈腹壁肌肉比较松或胎宝宝比较大，可考虑用托腹带缓解腹壁张力。不过具体还要以胎宝宝发育大小与孕妈妈身体的适应度而论。

第 203 天

小家伙控制力加强了

胎宝宝的大脑还在继续发育着，因为大脑的脑回增多，神经细胞之间的联系使得脑的作用加强了，胎宝宝此时已能控制自己的呼吸和体温了。

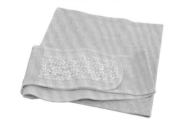

第 206 天

注意脐带绕颈

脐带绕颈与脐带长度及胎动有关，在孕期是比较正常的现象。孕妈妈不要过于担心，多数胎动，定期做好产检，尽量减少腹部的震动，可以有效地监控。

时间总是过得飞快，胎宝宝已经长得这么大了。如今你
已经能跟爸爸妈妈一起感受外面世界的精彩了。

宝宝的感觉
更加细腻了

妈妈、宝贝，请
照顾好你们的
"心灵之窗"。

第 221 天

感官的完善

胎宝宝眼睛的变化依
然很明显，活动时睁开，休
息时闭上，还能辨别明暗，
跟踪光源呢。而且他的感
觉器官都已经完全发育好
并开始运转了。

第 211~212 天

左侧卧睡助安眠

孕晚期的孕妈妈受体内激素水平改变的
影响，再加上腹部增大，翻身困难，良好的睡
眠成了一件难上加难的事情。此时尽量采取
左侧卧睡，或用侧卧枕辅助，一定程度上有助
睡眠。

第 224 天

预防早产是重任

现在起要特别小心了，
避免进行可能会对腹部造
成冲击和震动的一切运
动，以免引起早产，对胎
宝宝造成威胁。

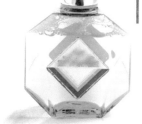

第 215 天

近视妈妈要慎用眼药

宝宝是否近视与遗传有一定的关系。为
了宝宝有双明亮的眼睛，孕妈妈最好不要随
意使用眼药水。

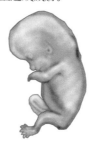

孕8月产科专家有问必答

本月开始进入孕晚期，孕妈妈要更加重视日常的监测，包括体重、胎心等。有精力的话，还可以主动学习一些孕晚期的相关知识，掌握一些异常情况的处理方法，有备无患。

孕妈妈呼吸急促怎么办

孕晚期，增大的子宫顶到胸膈膜，并压迫到肺，会使孕妈妈呼吸急促，这是正常现象，孕妈妈不用太担心。当胎宝宝胎头降入盆腔后，这种状况就会好转。此时孕妈妈可放松自己，常做深呼吸，平日多出去走走，呼吸一下外面的新鲜空气。不过，如果孕妈妈呼吸急促，同时还出现了胸痛，或者口唇、手指发紫的情况，则应立即就医。

爬楼梯有助于顺产吗

孕妈妈爬楼梯可以产生运动的效果，可以活动骨盆，锻炼孕妇的大腿及臀部肌肉，起到加快分娩和促进产后恢复的作用。但是，由于孕妇自身体重较重，爬楼梯会增加脊椎的压力和膝关节的摩擦，所以爬楼梯过多，反而容易造成腰酸以及膝盖受伤。另外，爬楼梯的时候会收缩腹部，增加腹压，这样对孕妈妈和胎宝宝都不好。日常生活中孕妈妈是可以爬楼梯的，但是不必为了顺产而刻意地去把爬楼梯当成一项运动，因为爬楼梯对于孕妇来说并不是合适的运动，楼梯爬得过多可能危害母婴。

产科医生再三叮嘱

产检单上的胎位缩写是什么意思

很多孕妈妈经常对产检单上表示胎位的一串字母一头雾水。其实胎位的写法由3部分内容组成：①代表骨在骨盆的左侧或右侧，简写为左（L）或右（R）。②代表骨名称，如顶先露为"枕"，即（O）；臀先露为"骶"，即（S）；面先露为"颏"，即（M）；肩先露为"肩"，即（Sc）。③代表骨在骨盆之前、之后或横，简写为前（A）、后（P）或横（T）。例如顶先露，枕骨在骨盆左侧，朝前，则胎位为左枕前（LOA），为最常见的胎位。

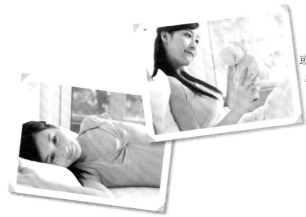

产科医生再三叮嘱

产科医生
再三叮嘱

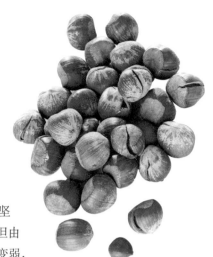

脐带绕颈可以
通过锻炼来纠正吗

胎宝宝一直是在动的，所以才会有脐带绕颈，但是也有可能会通过胎动又绕开。孕妈妈不可想当然地通过锻炼来纠正脐带绕颈，这样会带来更大的风险。孕妈妈发现脐带绕颈后应减少震动，不要做大幅度的运动，要多休息。

孕晚期
能继续吃坚
果吗

坚果中含有丰富的矿物质和坚果油，对身体健康极有好处，但由于孕妈妈孕晚期消化功能相对变弱，而坚果中丰富的油脂不利于消化，孕妈妈吃太多坚果容易引起消化不良，因此宜少吃，每天食用坚果以不超过 50 克为宜。

临产时提早
入院好吗

毫无疑问，临产时身在医院最保险。可是，提早入院等待时间太长也不一定就好。首先，医疗设备有限，医院也不可能像家中那样舒适、安静和方便；其次，孕妈妈入院后长时间不临产，尤其是看到后入院者已经分娩，会有一种紧迫感。另外，产科病房里的每一件事都可能影响孕妈妈的情绪。总之，还是要听医生建议。

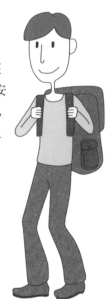

孕妈妈尿频应该
怎么办

控制食盐的摄入；不要以为少喝水就可以缓解尿频，现在孕妈妈的身体需要的水分比任何时候都多；睡觉前少喝水，睡前上一次厕所，排空膀胱；有尿意就要及时排出，不要憋着；排尿时可前后慢慢摇动身体，有助于减轻膀胱受压及排空膀胱；采取左侧卧位睡姿可减轻子宫对输尿管的压迫，缓解尿频。此外，尿频的同时如果伴有尿痛、烧灼的感觉，要警惕泌尿系统感染。

宝宝：胎宝宝的脑和内脏器官继续发育，头和身体的比例已经协调，眼睛已经能转动，对光线、声音和味道的感觉更强了。

享受星级产检

孕 8 月，已经进入孕晚期，这时孕妈妈的心要细致再细致，密切观察，随时注意自己的身体有什么"风吹草动"。这时的产检一般为 2 周一次。

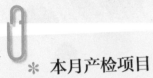

✳ 本月产检项目

本月的产前检查，孕妈妈可能会做的项目有：

☐ 检查子宫大小与高度，测量骨盆

☐ 检查静脉曲张、水肿等项目

☐ 检查体重与血压

☐ 验尿

☐ 白带检查，判断是否有生殖道感染

☐ 检查血色素及血细胞比容

☐ 检查你的饮食习惯，必要时，与医生讨论你的体重情况

☐ 听胎宝宝的心跳

☐ 必要时，可通过超声波看看胎宝宝

☐ 与医生讨论你的感觉和关心的问题

（以上产检项目可作为孕妈妈产检参考，具体产检项目以医院及医生提供的建议为准。）

✳ 专家解读产检报告

骨盆外测量

盆骨外测量又称坐骨结节间径。测量时，医生面向孕妈妈外阴部，触到坐骨结节，用骨盆测量器测量两坐骨结节内缘间的距离。

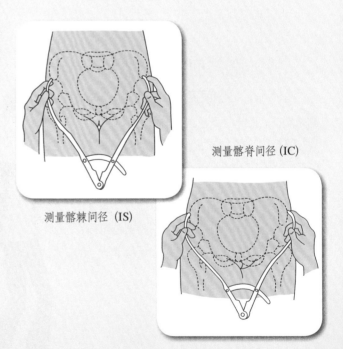

测量髂脊间径 (IC)

测量髂棘间径 (IS)

(01) (02) (03) (04) (05) (06) (07) (08) (09) (10) (11) (12) (13) (14) (15) (16) (17) (18) (19)

体重管理小秘书：截至本月，孕妈妈的体重总体增加 8.5~10 千克为正常。身体负担明显加重了，生活节奏要适当放缓哟。

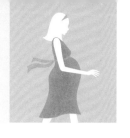

妈妈：不规律的宫缩时有发生。如果宫缩频繁，有可能早产，需立即就医。

检查项目	测量方法	正常值	检查意义
髂棘间径（IS）	孕妈妈仰卧，用骨盆测量尺测两髂前上棘外缘间的距离	23~26 厘米	此径线可间接推测骨盆入口横径的长度
髂嵴间径（IC）	孕妈妈仰卧，测两髂嵴外缘间的最宽距离	25~28 厘米	此径可相对地反映骨盆入口横径的大小
骶耻外径（EC）	孕妈妈侧卧，上腿伸直，下腿弯曲，测耻骨联合上缘中点到第五腰椎棘突下的距离	18~20 厘米	此径线可间接推测骨盆入口前后径的大小
坐骨结节间径（TO）	两坐骨结节内侧间的距离	8.5~9.5 厘米	代表骨盆出口的横径
耻骨弓角度	用两手拇指指尖斜着对拢放在耻骨联合下缘，左右两拇指平放在耻骨降支上，测两拇指间的角度	正常值约 90°，小于 80° 为不正常	此角度反映骨盆出口横径的大小

白带检查

白带检查报告单中的"+"符号只说明孕妈妈感染了滴虫或真菌，并不说明其感染的严重程度。其中，Ⅰ~Ⅱ为正常，Ⅲ~Ⅳ为异常，可能为阴道炎，同时常可发现病原菌、真菌、阴道滴虫等，做清洁度检查时应同时做滴虫、真菌检查。

此外，化验阴道清洁度时常用 pH 来表示酸碱度，正常时 pH 为 4.5，患有滴虫性或细菌性阴道炎时白带的 pH 上升，可大于 5 或 6。

✳ 产检前你需要注意这些

医生会先为孕妈妈进行骨盆外测量，如果骨盆外测量各径线或某径线结果异常，会在孕晚期进行骨盆内测量，并根据胎宝宝大小、胎位、产力选择分娩方式。骨盆内测量是医生用两个食指和中指伸到孕妈妈的骨盆内，摸孕妈妈的骶骨结节，有些测量孕妈妈会感到不舒服，甚至疼痛。在配合医生检查时，孕妈妈应先做深呼吸运动，同时放松腹部肌肉。因为越紧张，医生的操作越困难，你的痛苦也越大，需要的时间也会更长。

孕妈妈在做白带检查前一天应避免房事生活。检查前一天可用清水适当清洗一下外阴，并注意饮食，不要吃过多油腻、不易消化的食物，不饮酒，不要吃对肝功能、肾功能有损害的药物。

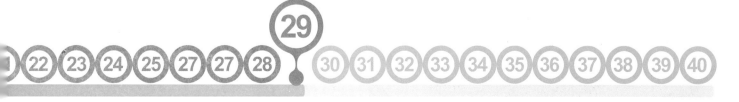

预防巨大儿

虽然生个大胖儿子或大胖闺女是一件让人得意的事儿，但在分娩时会给孕妈妈带来一定的危险，而宝宝太胖也不是什么好事，成年后患高血压、糖尿病的概率较其他人大，所以孕期要谨防巨大儿的产生。

❋ 什么是巨大儿

根据我国标准，新生儿出生体重等于或大于4千克，就被称为巨大儿。随着物质生活水平的提高，新生儿的出生平均体重开始增加，巨大儿的发生概率也不断上升。

❋ 出现巨大儿的原因

与孕妈妈营养过剩有关。很多孕妈妈认为吃得越多、营养越丰富，对胎宝宝越好，于是只吃大鱼大

孕期只吃大鱼大肉，容易造成胎宝宝和孕妈妈体重超标。

肉及各种保健品，而又运动不足，导致自身体重严重超标，胎宝宝的体重也随之猛增，容易增加生巨大儿的概率。另外，一些遗传因素以及孕妈妈患有糖尿病或糖耐量减低时，往往也容易生出巨大儿。

❋ 巨大儿有什么不好

巨大儿出生时会导致分娩过程延长，最后不得不采用产钳或吸引器助产，甚至剖宫产。对母亲可能造成产道撕裂伤，重者甚至发生子宫和膀胱破裂。而且由于胎宝宝过大，胎宝宝娩出后子宫常常收缩不良，还可能造成新妈妈产后出血甚至死亡。因为胎宝宝偏大，导致难产的概率增加；如果母亲是妊娠糖尿病患者，分娩的巨大儿还可能发生低血糖的情况。

❋ 谨防巨大儿

科学摄取营养，调整生活节奏，这是降低巨大儿发生概率的关键。孕妈妈应随时监控体重，按时检查，多听取医生建议。

坚持运动。孕妈妈参加适当的运动，比如散步、做孕妇操，不要整天待在家里坐着或者躺着，避免营养过剩。

合理调整饮食，避免妊娠糖尿病的发生。如果发生妊娠糖尿病，更应该遵从医生对营养摄取的指导，避免胎宝宝增长过快，从而安全度过孕期。

此时更要吃好

✱ 营养食谱推荐

有利于消化而且又健康美味的营养餐最适合这个时期的孕妈妈。

冬瓜面

原料：面条 100 克，冬瓜 80 克，油菜 2 棵，生抽、醋、盐、香油、姜末各适量。

做法：①冬瓜洗净，切片；油菜洗净，撕成片。②油锅烧热，煸香姜末，放入冬瓜片翻炒，加生抽和适量水，加盖稍煮。③加醋和盐，即可出锅。④面条和油菜一起煮熟，把煮好的冬瓜连汤一起浇在面条上，再淋点香油即可。

营养功效：冬瓜有利水功效，可帮助孕妈妈预防和缓解妊娠水肿。

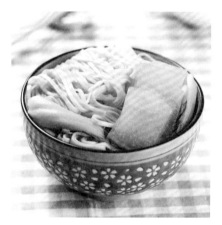

海参豆腐煲

原料：海参 2 只，肉末 80 克，豆腐 1 块，胡萝卜片、葱段、姜片、盐、酱油、料酒、葱段各适量。

做法：①剖开海参腹部，洗净体内腔肠，以沸水加料酒和姜片余烫，捞起切寸段；肉末加盐、酱油、料酒做成丸子；豆腐切块。②海参放进锅内，加清水、葱段、姜片、盐、酱油、料酒煮沸，加入丸子和豆腐，煮至入味，最后加胡萝卜片、葱段稍煮。

营养功效：海参能提供优质的营养素，让胎宝宝更健壮。

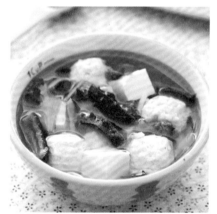

橙子胡萝卜汁

原料：橙子 2 个，胡萝卜 1 根。

做法：①橙子、胡萝卜洗净，分别去皮切块。②将胡萝卜块和橙子一同放入榨汁机榨汁即可。

营养功效：鲜美的橙汁可以调和胡萝卜特有的气味，胡萝卜能够平衡橙子中的酸。这道饮品具有强效的抗氧化功效，同时也是清洁身体和提高身体能量的佳品，非常适合胃口不佳的孕妈妈饮用。

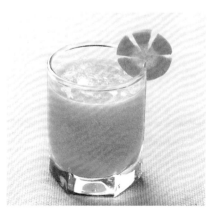

宝宝：胎宝宝的脑和肺继续发育，眼睛能够睁合，骨髓开始造血，骨骼开始变硬，脚趾也在生长。

脐带绕颈不要慌

一听说脐带绕颈，孕妈妈都会非常担心。有的孕妈妈甚至会担心自己肚子里的胎宝宝因为太活泼而出现这个情况。事实上，"脐带绕颈"并没有那么可怕。

✳ 为什么会脐带绕颈

脐带绕颈与脐带长度及胎动有关，如胎宝宝较多地自动回转或者是进行外倒转术，都可能导致脐带绕颈。脐带绕颈一般没什么危险，不必过于担心。

✳ 脐带绕颈会不会勒坏宝宝

脐带绕颈一周的情况很常见。脐带绕颈松弛，不影响脐带血循环，不会危及胎宝宝的生命安全。脐带绕颈的发生率为20%~25%，也就是说，每四五个胎宝宝中就有一个生下来发现是脐带绕颈的。有很多绕了几圈的胎宝宝也都很好。

当然，也不排除意外。如果脐带绕颈过紧可使脐血管受压，导致血循环受阻或胎宝宝颈静脉受压，使胎宝宝脑组织缺血、缺氧，造成宫内窘迫甚至更严重的后果。这种现象多发生于分娩期，如果同时伴有

脐带过短或相对过短，往往在产程中影响胎先露（最先进入骨盆入口的胎儿部分）下降，导致产程延长，加重胎宝宝缺氧，危及胎宝宝的生命。

✳ 脐带绕颈了，孕妈妈该怎么办

1. 回家要常数胎动，如果突然发生激烈且大量的胎动，应立即去医院检查。

2. 坚持数胎动，胎动过多或过少时，应及时去医院检查。羊水过多或过少、胎位不正的孕妈妈要做好产检。通过胎心监测和超声检查等间接方法，判断脐带的情况。

3. 胎宝宝脐带绕颈，孕妈妈要注意的就是减少震动，保持左侧卧位的睡眠姿势。

4. 不要在分娩时因惧怕脐带意外而要求医生实施剖宫产，要听从医生的建议，只有胎头不下降或胎心有明显异常（胎儿窘迫）时，才考虑是否需要手术。

01 02 03 04 05 06 07 08 09 10 11 12 13 14 15 16 17 18 19

体重管理小秘书：孕妈妈要控制好进食量，避免摄入过多营养，以防体重增加过多、胎宝宝过大而造成难产。

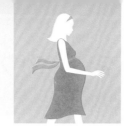

妈妈：孕妈妈会感到身体越发沉重，行动也越来越吃力。

看情况使用托腹带

如果孕妈妈的工作需要长时间站立或走动，则建议购买托腹带。

✽ 使用托腹带的好处

1.托起孕妈妈腹部，帮助其保持正确姿势。

2.缓解孕晚期因腹部增大带来的腰背疼痛、耻骨痛等身体不适。

3.保温，使得孕妈妈腰腹免于受风受凉。

4.保护胎宝宝，使胎宝宝有安定感。

✽ 穿托腹带的注意事项

孕妈妈穿托腹带时，不要包得太紧，睡觉时也应脱掉，否则不仅会影响腹部的血液循环，还会影响胎宝宝的发育。穿托腹带时最好躺在床上固定之后再站起来，以便完整固定。

✽ 需要穿托腹带的孕妈妈

1.已经生过宝宝，腹壁比较松弛，易成为悬垂腹的二胎孕妈。

2.多胞胎或胎宝宝过大，站立时腹壁下垂严重的孕妈妈。

3.连接骨盆的多条韧带发生松弛性疼痛的孕妈妈。

4.本来胎位为臀位，经医生做外倒转术转为头位后，可以用托腹带来限制再转为臀位。

✽ 如何选购托腹带

应选择伸缩弹性大、承压能力强的托腹带，可以从下腹部托起增大的肚子，防止子宫下垂，保持胎位正常的同时还能减轻孕妈妈腰部受到的压力。还应选择可随着腹部的大小进行调整的款式，并且应穿脱方便。材质上应选择吸汗、透气性强且不会闷热的托腹带。

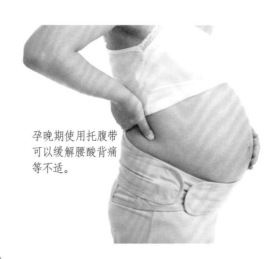

孕晚期使用托腹带可以缓解腰酸背痛等不适。

宝宝：胎宝宝的身体增长趋缓而体重迅速增加。眼睛变化非常明显，活动时睁开，休息时闭上，感觉到红光时瞳孔能放大。

专家说孕晚期睡眠

良好的睡眠质量对孕妈妈非常重要。但是在孕晚期，睡眠往往成了一件可望而不可即的事。不要焦虑，下面介绍一些促进睡眠的好方法，孕妈妈可以试着做一下。

✳ 为什么总是睡不着

为什么孕前很少失眠，怀孕了却总是睡不着了呢？这是由体内激素水平的改变引起的。在孕期影响人体的激素主要是雌激素和黄体酮，这会令孕妈妈情绪不稳，因此怀孕的女性在精神和心理上都比较敏感，对压力的耐受力也会降低，常会抑郁和失眠。

另外，尿频、饮食不当和腿脚抽筋也会引起失眠。

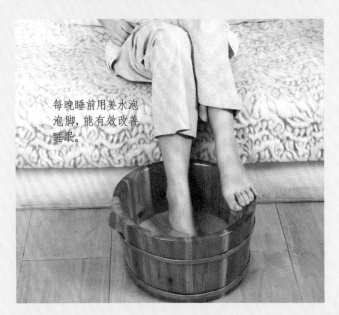

每晚睡前用姜水泡泡脚，能有效改善睡眠。

✳ 每天运动一小会儿

我们一再强调运动的重要性，这不仅对孕妈妈和胎宝宝的健康有好处，对孕妈妈的睡眠也有帮助。运动可以增加体力的消耗，身体较疲倦的时候，夜里更容易入睡，但是孕晚期做运动时间不宜过长，力度也不要过大，最好的运动就是散步，安全有效。

✳ 泡脚和热敷都有效

睡前把生姜切片加水煮开，待温度降到脚可以承受时用来泡脚。用煮开的生姜水泡脚不仅能缓解疲劳，还能促进血液循环，帮助入睡。建议使用较深、底部面积较大的木质桶或搪瓷盆，能让双脚舒服地平放进去，并让水一直浸泡到小腿。如果没有这样的桶或盆，可以在泡脚后用湿热的毛巾热敷一下小腿，也可以使血管扩张，减少腿部不适，有助睡眠。不过泡脚的时间不要过长，以15分钟为宜，最长不宜超过30分钟。

01 02 03 04 05 06 07 08 09 10 11 12 13 14 15 16 17 18 19

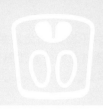 **体重管理小秘书：**散步是孕晚期最适当的运动，不仅有助于睡眠，还能有效控制体重。

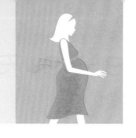

妈妈：你会感到呼吸越发困难，胃也不舒服，过几周会有所缓解。

✳ 选择舒适的床上用品

对于孕妈妈来说，过于柔软的床垫如席梦思并不适合。应该用全棕床垫或硬板床上铺 9 厘米厚的棉垫为宜，并注意松软、高低要适宜。市场上有不少孕妇专用的卧具，可以向医生咨询，应该选购哪种类型的。千万不要舍不得换掉家中的高级软床垫，因为这可是保证孕妈妈睡眠的重头戏。

✳ 孕妈妈睡眠姿势有讲究

一般情况下，睡眠对孕晚期的孕妈妈都是一种痛苦与负担，尤其会因肚子过重不容易翻转而造成彻夜难眠的情况。而孕妈妈只有休息好了，才能保证胎宝宝的健康成长，因此孕期要选择一个舒适的姿势。

最好采取左侧卧睡

孕晚期最好采用左侧卧位的睡姿，因为从生理的角度来讲，此时的子宫迅速增大，而且大多数孕妈妈子宫右旋，采取左侧卧位睡眠，可减少增大的子宫对孕妈妈腹主动脉及下腔静脉和输尿管的压迫，改善血液循环，增加对胎宝宝的供血量，有利于胎宝宝的生长发育。

尽量不要仰卧

当孕妈妈仰卧时，增大的子宫就可压迫脊柱前的腹主动脉，导致胎盘血液灌注减少，使胎宝宝出现

由于缺氧、缺血引起的各种病症，如宫内发育迟缓、宫内窘迫，甚至还可造成死胎。对孕妈妈来说，由于腹主动脉受压，回心血量和心输出量均降低，而出现低血压，孕妈妈会感觉头晕、心慌、恶心、憋气等症状，且面色苍白、四肢无力、出冷汗等，严重时还可引起低血压，也可引起排尿不畅、下肢水肿、下肢静脉曲张、痔疮等。

为自己选个侧卧枕

肚子大了之后，孕妈妈会发现一侧躺肚子就会跟着下坠，会有些不舒服，此时孕妈妈不妨为自己选一个舒服的侧卧枕，放在肚子下面，以填补腹部与床面的空间，撑起扭曲下垂的肚子，保持正确的睡姿，使自己能安心舒适地进入梦乡。当然也可以用平时家用的枕头，垫在腹部下方、双腿中间、大腿、小腿或双脚下，均有助于缓解失眠。

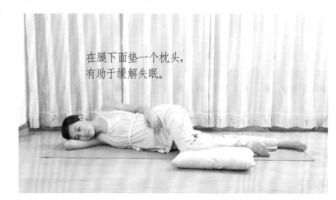

在腿下面垫一个枕头，有助于缓解失眠。

宝宝：胎宝宝依然热衷于睁眼和闭眼的游戏。此时，他的内脏器官已经发育成熟，感觉器官已经完全发育好。

前置胎盘怎么办

胎盘的正常附着处在子宫体部的后壁、前壁或侧壁。如果胎盘附着于子宫下段或覆盖在子宫颈内口处，位置低于胎儿的先露部，称为前置胎盘。前置胎盘是孕晚期出血的主要原因之一，所以要引起重视。

✳ 前置胎盘的症状

发生前置胎盘的孕妈妈有些并无症状，可能只是怀孕晚期在例行的超声波检查中发现的；而更多的是在怀孕 32 周后出现出血的症状，此种出血症状是属于无痛性的阴道出血。

因此，怀孕期间如有不明原因的出血，都应该立即就医检查，确认原因。另外，已经诊断出前置胎盘的孕妈妈，则要更加留意怀孕时的意外情况，有出血、腹痛、阵痛等问题时，都应该立即就医。

✳ 前置胎盘不必慌

如果前置胎盘已成事实，那么就要尽量预防意外的发生，并等待胎宝宝发育至最成熟的阶段时，采取剖宫产的方式进行分娩。

✳ 平时预防之道

避免搬重物：怀孕中晚期，生活细节要多小心，不宜搬重物或腹部用力。

视情况暂停性行为：若有出血症状或进入怀孕晚期，就不宜有性行为，此外，较轻微前置胎盘的患者，也要避免太激烈的性行为或压迫腹部的动作。

有出血现象应立即就诊：有出血症状时，不管血量多少都要立即就诊，如果遇上新的产检医生，也应主动告知有前置胎盘的问题。

注意胎动：每日留意胎动是否正常，感觉胎动明显减少时，需尽快就医检查。

挑选合适的产检医院：最好选择大医院或医学中心产检，一旦发生早产、大出血等问题时，可以立即处理。

不可过度运动：过度运动也会引发前置胎盘出血或其他症状，因此不宜进行激烈运动。

01 02 03 04 05 06 07 08 09 10 11 12 13 14 15 16 17 18 19

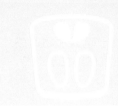

体重管理小秘书：孕妈妈要控制好进食量，避免摄入过多营养，以防体重增加过多、胎宝宝过大而造成难产。

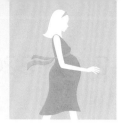

妈妈：孕妈妈会感到身体越发沉重，行动也越来越吃力。

感觉腹胀要注意休息

腹胀是子宫肌肉收缩运动的结果，但也有可能是早产的前兆。尤其孕晚期，孕妈妈会感到腹胀的次数大幅度增加，这意味着孕妈妈需要休息一下了。

✳ 敏感妈妈容易感觉腹胀

腹胀是由于外界各种刺激而引起的子宫收缩，这些刺激包括身体疲劳、精神紧张等。一般比较敏感的人就比较容易腹胀。另外，皮下脂肪少的人，由于腹腔空间较小，也比较容易发生腹胀。

✳ 腹胀不会让胎宝宝缺氧

腹胀时，子宫处于收缩状态，这时提供给胎宝宝的氧气会略微减少。实际上，子宫的收缩是一紧一松的，即使氧气循环会有片刻的减少，富含氧气的血液又会马上补充上来，所以胎宝宝并不会有什么难受的感觉。相反，正常的生理性腹胀会刺激、促进胎宝宝大脑的发育。

✳ 感觉腹胀马上休息

无论是不是正常的生理性腹胀，孕妈妈都应该先休息一下。能躺下自然最好，但如果是在外面，可以坐在椅子上安静休息。一般孕妈妈容易在晚上感觉腹胀，这是由于一天的疲劳导致的，一定要早点休息。很多孕妈妈也会在早上醒来时感觉腹胀，这时因为刚醒来各种感觉比较敏感的缘故，或者可能是对将要开始的一天感到紧张。这时，孕妈妈不要着急起床，稍微休息一下，感觉好点后再起床。如果孕妈妈休息了一两个小时后，腹胀依然得不到缓解，则有可能是由于某种病症刺激子宫造成的，此时就应该去医院进行检查。

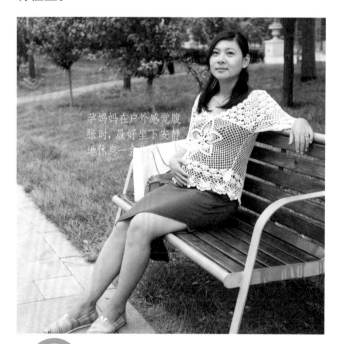

孕妈妈在户外感觉腹胀时，最好坐下安静地休息一会儿。

不要再出远门了

　　曾有一位临产孕妈妈在火车上分娩，忙坏了列车乘务人员。究其原因，一方面是意想不到的因素所致，更多的则是对分娩时间推算不准、疏忽大意或不具备这方面常识造成的。

✻ 孕晚期旅行容易早产

　　孕晚期，孕妈妈体内各系统会发生很大的变化，身体负担明显加重，还易出现胃部和关节的不适。同时还会因体重明显增加，致使行动不太灵活，容易疲劳。

　　如果孕晚期长途旅行，孕妈妈会因乘车时间过长、体力消耗过度、食欲不佳、睡眠不足等诱发疾病，加上不良环境因素（如路途颠簸、天气变化、环境嘈杂、乘车疲劳等）的作用，也会对孕妈妈心理产生负面影响，不利于胎宝宝的生长发育，甚至会导致早产。

　　外出旅行人多拥挤，建议孕妈妈在孕晚期不要出远门，以保障孕妈妈和胎宝宝的安全，避免旅途中突然临产从而增加危险。

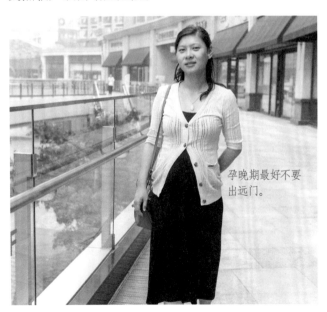
孕晚期最好不要出远门。

✻ 孕晚期不要搭乘飞机

　　如果孕妈妈必须出行，短途最好选择私家车，并且走市区道路，沿途的医院也要提前了解。孕晚期孕妈妈不要坐飞机。航空部门规定，怀孕达 8 个月（32 周）但不足 9 个月（36 周）的孕妈妈，需要在乘机前 72 小时内提供省级以上医疗单位盖章的"诊断证明书"，经航空公司同意后方可购票乘机。而怀孕超过 9 个月（36 周）的孕妈妈，不被接受购票乘机。在飞机上没有受过训练的医生和助产士，一旦出现意外，很难保证孕妈妈和胎宝宝的安全。

✻ 如果此时必须出远门应注意

　　1.拜访你的产科医生，了解自己的身体情况，询问有关注意事项，留下医生的联系方式。

　　2.最好托人在到达地找一位可靠的医生，或事先打听好当地的产科医院，以备不时之需。

　　3.随身带好自己的就诊记录。

　　4.一定要找家人或者朋友陪同，以防发生意外。

　　5.做好出门的安全功课，要有应对各种突发状况的详细方案。

预防早产

虽然孕妈妈和准爸爸都想早点见到宝宝,可是宝宝提早出来可真不太好。早产对宝宝的生命威胁较大。因为身体未完全发育好,各器官发育不成熟,有可能引起一系列病症,带来生命危险。所以要积极地预防早产,孕妈妈在日常工作生活中须留意下面的内容。

✳ 不要碰到腹部

不要跌倒:不要到人多的地方或上下班高峰时外出。孕妈妈被人碰一下,就有跌倒的危险,特别是上台阶时,一定要注意一步一步地走稳。

保护腹部:不要拿重东西或拿高处的东西,以免碰到腹部。

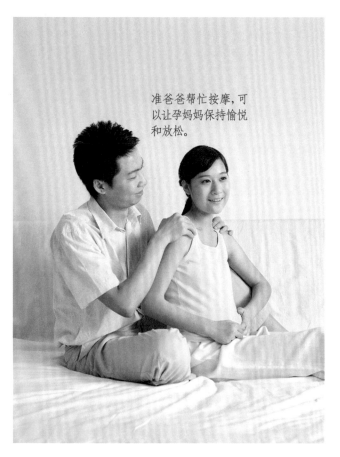

准爸爸帮忙按摩,可以让孕妈妈保持愉悦和放松。

✳ 不要刺激腹部

严重的腹泻:严重的腹泻因排便时刺激子宫使其收缩加快,可引起早产。

性生活:正常意义上的性生活与早产没有关系,但孕晚期孕妈妈身体不便,也容易宫缩,应禁止性生活。

✳ 不要让腹部紧张

长时间持续站立或下蹲的姿势,会使腹压升高而子宫受压,也可引起早产。

✳ 留心孕妈妈的健康状况

疾病:心脏病、肾病、糖尿病、高血压等,宫颈机能不全、子宫畸形等。

传染病:流感、没有治愈的梅毒等。

营养不良:维生素 K、维生素 E 不足等。

✳ 要注意静养

对初次分娩的不安等紧张情绪均可引起早产,所以孕妈妈要注意保持精神上的愉快和放松,不要胡思乱想。

意想不到的事故、烦恼,甚至于有时噪声都能引起早产。

轻度疲劳也可引起早产,要注意避免睡眠不足、过度劳累。

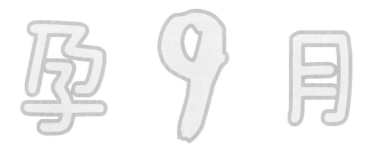

孕9月，孕妈妈就连睡觉也会觉得辛苦，消化不良、呼吸困难等症状可能会加剧，还会出现心慌、气短的现象。由于子宫压迫膀胱，甚至会加重尿频、水肿和腰背痛等不适。可是无论怎样，宝宝到来的幸福会让孕妈妈觉得这一切是值得的。

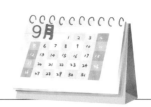

准备，宝宝开始待命了

33~36 周要事提醒

这个月的胎宝宝似乎很期待和孕妈妈见面，胎动的力气比以前大了很多。但孕妈妈和胎宝宝都不要着急，还有一个多月才能见面呢。静下心来，仔细罗列一下这个月还有哪些重要的事情要做。

和医生讨论分娩事宜

除了心电图(判断心脏能否承受分娩压力的主要依据)，这次的产检还会涉及分娩迹象、分娩计划等内容的讨论。

第 225 天

试着研究一下心电图

本月起可以简单研究一下心电图。并非要完全看懂，但求能大概了解报告单上各个符号代表的意义。特别要注意做心电图前，最好穿一些容易穿脱的衣服，也不要空腹，更不要太过匆忙。

> 提前了解相关，顺产更有望

第 237~238 天

适当运动助顺产

孕妈妈提前练习一些有助于顺产的运动，如下肢运动、骨盆运动和胸部瑜伽(缓解分娩时孕妈妈喘不过气的情况)，不仅能促进分娩、减轻孕妈妈的痛苦，还能更加安全顺利地迎接宝宝。

第 231 天

胎动变化需重视

胎宝宝一天天地长大，子宫内的活动空间就会相应地变小。此时尤其要注意胎宝宝每天胎动的次数，过多或过少都要引起重视，必要时及时就医。

第 234 天

注意羊水量

临床上羊水量以 300~2 000 毫升为正常范围，超过 2 000 毫升为羊水过多，少于 300 毫升则为羊水过少，这两种状况都是需要特别注意的。

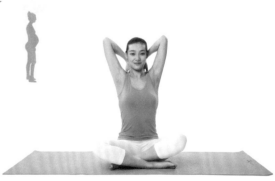

宝宝，你是爸爸妈妈的天使，是我们最真切的希望！而这个希望很快就要真实地呈现在我们面前了。

做好准备，
迎接宝宝

准备了这么久，
就要迎来最重要
的时刻了。

第 249 天

确定伺候月子的人选

谁来伺候月子？是老人，还是保姆、月嫂，或者是去月子中心，孕妈妈要提前和家人商量。最好能综合考虑身体、个性、思想观念以及专业知识等方面。

第 239~240 天

了解分娩方式

对胎宝宝和孕妈妈来说，自然分娩是最适合、最好的一种分娩方式，但并不是所有的孕妈妈都适合。除此以外，还有剖宫产、导乐分娩和水中分娩等多种方式。

第 252 天

随时待命

孕妈准爸一定要准备好待产包哦。现在胎宝宝的小脑袋已经拥有"变形"的能力，随时待命准备出生了。

第 243 天

3 大产程早知悉

如果选择对孕妈妈伤害最小的自然分娩，最好能先了解一下它的 3 个产程，即开口期、分娩期和胎盘娩出期，一定程度上会减轻你的恐惧。

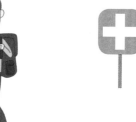

孕9月产科专家有问必答

进入孕9月，之前没时间做准备工作的家庭一定要做准备了，此时家人可以商量一切与分娩或分娩后有关的事宜，如果有不明白的，最好提前咨询专家。

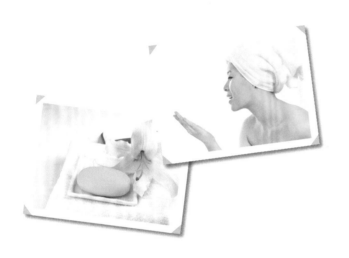

耻骨疼痛是怎么回事

孕晚期尤其临近分娩，孕妈妈常会感到耻骨疼痛。这是因为孕激素分泌，骨盆关节的韧带松弛，使耻骨联合之间的缝隙变宽，以便胎头通过造成的，属正常现象。这种疼痛多数会随着分娩后新妈妈身体的恢复而消失。但如果孕妈妈耻骨疼痛难忍，坐、立或卧床都感到困难，走路也迈不开腿，则属于异常情况，应尽早到医院检查，以查明原因。

需要在孕晚期天天洗澡吗

孕晚期由于内分泌的改变，新陈代谢逐渐增强，汗腺及皮脂腺分泌也随之旺盛，孕妈妈比常人更需要沐浴。孕妈妈要尽可能每天洗澡以保持皮肤清洁，预防皮肤、尿路感染，以免影响胎宝宝健康。淋浴或只擦擦身体也可以，特别要注意外阴部的清洁，头发也要整理好。

洗澡时要注意调节水温（以38~42℃为宜）。

入盆后多久会生

胎宝宝入盆后并不意味着马上就要出生了，但胎头入盆后由于对宫颈压迫，有可能诱发宫缩，所以在未接近预产期之前，孕妈妈要适当控制活动时间。早入盆也不一定会早产。一般来讲，在临近预产期前2周左右胎头入盆，但也有一部分会提前入盆，这都是正常现象。有的入盆当天就生，有的则会推迟。有的孕妈妈因为胎宝宝小或胎头入盆较早，不出现膈肌压迫感，这与早产没有关系。

产科医生再三叮嘱

什么情况下需要做会阴侧切

自然分娩中，以下情况需要做会阴侧切：阴道弹性差、阴道口狭小或会阴部有炎症、水肿等情况；胎宝宝较大，胎头位置不正；子宫口已经全开，胎头较低，但是胎宝宝有明显的缺氧现象；胎宝宝心率有异常变化，或者心跳节律不匀，并且羊水浑浊或混有胎便。

分娩时为什么不要大喊大叫

因为大喊大叫对分娩毫无益处，孕妈妈还会因为喊叫而消耗体力，不利于子宫口扩张和胎宝宝下降。孕妈妈要对分娩有正确的认识，消除精神紧张，抓紧宫缩间隙休息，使身体有足够的能量和体力。如果阵痛确实难以忍受，可以通过心理暗示，告诉自己疼痛是为了让宝宝更加健康，来提高对疼痛的耐受力。

待产包何时准备

怀孕六七个月的时候准备待产包是最合适的，不仅时间充裕，而且胎宝宝情况稳定，孕妈妈有较好的体力和精力挑选母婴用品。如果是孕晚期准备待产包，孕妈妈行动不便，就需要准爸爸多辛苦些了，一定要在入院前将待产包准备齐全。

产科医生再三叮嘱

孕晚期天天喝浓汤有必要吗

孕晚期不宜天天喝浓汤，即脂肪含量很高的汤，如猪蹄汤、鸡汤等，因为过多的高脂食物不仅会让孕妈妈身体发胖，也会导致胎宝宝过大，给顺利分娩造成困难。此时比较适宜的汤是富含蛋白质、维生素、钙、磷、铁、锌等营养素的清汤，如瘦肉汤、蔬菜汤、蛋花汤、鲜鱼汤等，而且要保证汤和肉一起吃，这样才能真正摄取到营养。

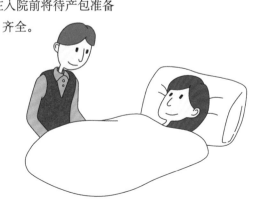

宝宝：因为胎宝宝的迅速增长，子宫内已经没有多少活动空间了。这时需要每天坚持数胎动。

享受星级产检

这次的产检除了常规地完成前几次检查的项目外，医生会建议孕妈妈开始着手进行分娩前的准备工作。

✴ 本月产检项目

本月的产前检查，孕妈妈可能会做的项目有：

☐检查子宫大小与高度

☐腹部触诊以确定胎宝宝的位置

☐检查体重与血压

☐胎心监护

☐心电图，是判断心脏能否承受分娩压力的主要依据

☐如果有必要，用超声波确定胎宝宝的位置和大小

☐验尿常规及血常规

☐讨论哪些迹象表明分娩开始

☐讨论你的分娩计划

☐讨论分娩开始后，什么时候该到医院

☐和医生讨论你的感觉及关心的问题

（以上项目可作为孕妈妈产检参考，具体产检项目以医院及医生提供的建议为准。）

✴ 专家解读产检报告

心电图要完全看懂很有难度，孕妈妈最好询问医生。心电图主要由 P 波、QRS 波群、T 波、ST 段、PR 间期和 QT 间期组成。一小格是 0.04 秒，一颜色深的大格是 25 小格也就是 1 秒，数 6 个这样的格子内的搏动然后乘以 10 就是心率。两个搏动之间也就是两个 QRS 波之间的距离越小，心率越快。PR 间期反映的是房室传导速度，太长说明阻滞。

孕妈妈心率在 60~100 次／分钟为正常。PR 间期 145 毫秒，说明心房功能好，没有传导阻滞。ST 段没异常，说明心肌供血正常。

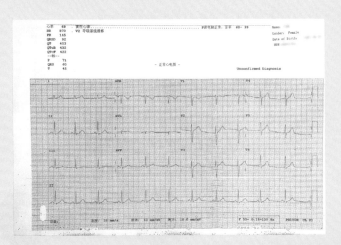

体重管理小秘书：放松心情，就像前几个月一样，正常饮食和睡眠，体重自然能得到很好的控制。

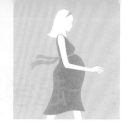

妈妈：尿频和腰痛加重，全身关节和韧带逐渐松弛，不规律宫缩的次数增多。

心电图波段	相应心电活动的意义	正常值
P 波	心房除极	
QRS 波群	心室除极	
ST 段	心室除极完成	
T 波	心室复极化	
QT 间期	心室除极到完全复极的时间	440 毫秒
PR 间期	房室传导时间	120~200 毫秒

✳ 产检前你需要注意这些

有的孕妈妈本来心脏没有什么问题，但是做心电图的时候没有注意，影响了检查结果，可能会重复做两三次检查，人为地造成紧张情绪。那么，做心电图都需要注意什么呢？

1. 不要空腹做心电图，以免出现低血糖，可能会引起心跳加速，影响心电图的结果。

2. 不要在匆匆忙忙的状态下去做心电图，检查前最好先休息一会儿，等平静下来再做检查。

3. 在检查时既不要紧张，也不要说话，否则会产生干扰现象。

4. 做心电图时，最好穿一些容易穿脱的衣服，最好别穿连衣裙。

5. 如果身上有手表、手机，最好取下来放在一边，以免产生干扰。

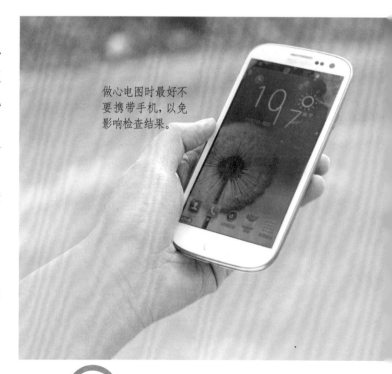

做心电图时最好不要携带手机，以免影响检查结果。

准爸爸能做的：一起学习分娩知识

孕妈妈可能会因为临近分娩而出现焦虑不安的心理，准爸爸要多陪伴孕妈妈，并和她一起学习有关分娩、产后护理及养育新生儿的知识，做到心中有数，帮助孕妈妈缓解焦虑。

✻ 陪孕妈妈一起上妈妈课堂

妈妈课堂中，老师会讲解关于分娩的内容，准爸爸可以了解宫缩时怎么照顾孕妈妈、什么时候应该去医院、不同分娩方式的区别等各种知识。不要以为分娩是孕妈妈自己的事，准爸爸的参与会让孕妈妈有安全感，即使孕妈妈在临产前慌了神，也有准爸爸帮自己做出明智的决定。

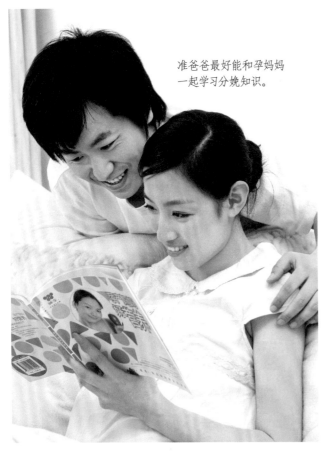

准爸爸最好能和孕妈妈一起学习分娩知识。

✻ 和孕妈妈商量分娩方式

到底该自然分娩、剖宫产、无痛分娩还是水中分娩，孕妈妈可能也难以做决定。准爸爸最好根据医生的检查结果给出一些参考意见。如果孕妈妈符合自然分娩的条件，但因为害怕疼痛而犹豫不决时，准爸爸应鼓励孕妈妈选择自然分娩。

✻ 了解分娩的征兆

准爸爸首先要了解分娩的征兆，如阴道出血、破水、宫缩等。当孕妈妈出现这些情况时，会比较紧张，准爸爸此时一定要镇定，帮助孕妈妈一起决定是否马上去医院待产。如果孕妈妈出现破水的现象，一定要让孕妈妈立即躺下，而不是走动或站立。准爸爸立刻准备一床被子垫在车内，赶紧送孕妈妈去医院。如果家里没有车，准爸爸要立即拨打120，及时寻求医院的帮助。

✻ 应提前选好去医院的路线

准爸爸应提前选好去医院的路线及要乘坐的交通工具，最好预先演练一下去医院的路程和时间。考虑到孕妈妈临产可能会在任何时间，包括上下班高峰期，所以最好寻找一条备用路线，以便当首选路线堵塞时能有另外一条路供选择，尽快到达医院。

有助顺产的运动

　　为了更安全顺利地迎接宝宝，孕妈妈最好提前练习一些有助于顺产的运动，这对促进分娩、缩短分娩时间、减轻孕妈妈的痛苦是非常有帮助的。

✳ 骨盆运动

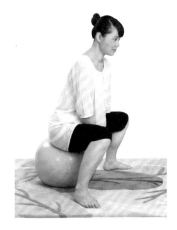

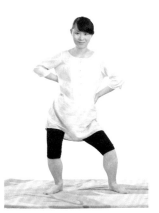

1. 坐在圆球上，张开双腿。将球向后推，同时身体向前倾，以不压迫腹部为宜。

2. 站立，双腿分开与肩同宽，膝盖自然弯曲，双手叉腰左右运动骨盆。

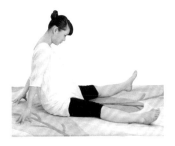

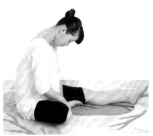

3. 坐在地上，两腿张开，双臂分别向左右伸展。整个身体向前倾，然后向后仰。

4. 坐在地上，一条腿伸直，另一条腿向内弯曲，手握住腿，上身慢慢向下弯，以能弯曲到最大程度为限。

✳ 胸部瑜伽

1. 跪坐，保持上身挺立，两臂向两侧平伸，与肩平行。

2. 深吸气，同时双臂尽力向后张开，仰头，保持均匀呼吸。呼气，双臂回到身体两侧，慢慢收拢至胸前，合掌，低头，调整气息，放松胸腔。此动作每天坚持做，可缓解孕妈妈喘不过气的情况。

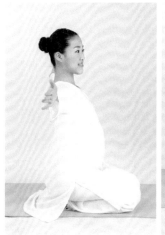

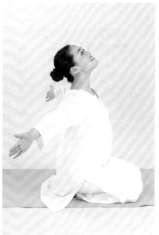

羊水过多或过少

羊水就像一面镜子，孕妈妈在产检时，医生通过 B 超检查或检测羊水的成分，可以了解到胎宝宝在子宫内的发育和成熟情况。那么，羊水到底有什么奇妙之处呢？羊水过多或过少对胎宝宝有危害吗？

＊ 羊水的作用

羊水能缓解外部压力，保护胎宝宝不受外部冲击的伤害。羊水还能稳定子宫内的温度，给胎宝宝一个相对恒温的环境。子宫收缩时，羊水能缓解子宫对胎宝宝（特别是头部）的压迫。羊水中还有抑菌物质，能防止胎宝宝受到感染。此外，羊水破后能润滑产道，有利于胎宝宝娩出。

＊ 超过 2 000 毫升为羊水过多

临床上羊水量以 300~2 000 毫升为正常范围，超过 2 000 毫升就称为羊水过多。羊水过多会压迫腹部，影响正常的消化功能，还会挤到心脏和肺部，影响心肺功能，导致呼吸急促等不适。此外，羊水过多会使子宫长大增高，容易引起早产。

＊ 急性羊水增多应及时就医

如果是急性羊水增多，孕妈妈在几天之内子宫迅速增大，并伴有腹部胀痛、呼吸困难、行走不便或不能平躺等现象，要及时就医。此外，孕妈妈还要静卧床上，尽量减少活动，以免引起羊水早破。

＊ 引起羊水过少的原因

羊水过少与胎宝宝畸形、胎盘功能异常、胎膜病变及孕妈妈身体不适有关。如果孕妈妈出现过严重腹泻、呕吐或喝水过少的现象，就有可能导致羊水不足。此外，孕妈妈血容量不足或缺氧也会引起羊水过少，此时应补铁、吸氧，还要多喝水以增加血液循环。

＊ 羊水过少多产检

如果发现羊水过少，要按医生要求进行 B 超检查和胎心监护。在家时要多喝水，每天数胎动，如果胎宝宝突然变得不那么爱动，要立即去医院就诊。此外，由于羊水的减少，会使自然分娩变得很麻烦，医生会建议孕妈妈进行剖宫产。

01 02 03 04 05 06 07 08 09 10 11 12 13 14 15 16 17 18 19

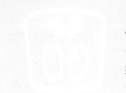

体重管理小秘书：适当做一些有助于顺产的运动，以便在分娩前保持较合适的体重。

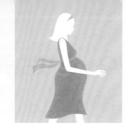

妈妈：也许身体肿得更加厉害了，但也不要过分限制水分的摄入量。

坐骨神经痛怎么办

孕晚期了，有些孕妈妈大腿根的骨头会在站起来、睡觉翻身时疼痛，有时候还感觉大腿内侧酸痛，有时阴部也会有痛感。其实，在孕晚期出现这些疼痛和不适是一种很正常的现象，不用特别担心。

✳ 是什么导致了坐骨神经痛

胎宝宝的增大给了背部压力：到了孕晚期，胎宝宝的重量会给你的背部增加压力，并且挤压坐骨神经，从而在腰部以下到腿的位置产生强烈的刺痛感。

妊娠期的水肿是重要的原因：由于子宫压迫下腔静脉后，使得静脉回流不畅，水分容易潴留在下肢，所以会引起下肢凹陷性的水肿，这就容易压迫坐骨神经，导致疼痛症状的产生。

✳ 坐骨神经痛要怎么治

注意休息，避免劳累：孕妈妈应避免劳累，穿平底鞋，注意休息。可以平躺，将脚架高，使静脉回流增加。

严重疼痛，可进行局部的镇痛治疗：如果疼痛很严重的话，就要到医院，根据医嘱进行局部的镇痛治疗。如果因耻骨联合分离，疼痛相当厉害，最好请医生进行治疗。

✳ 缓解坐骨神经痛的小方法

睡觉时左侧卧，并在两腿膝盖间夹放一个枕头，以增加流向子宫的血液。

白天不要以同一种姿势站着或坐着超过半个小时。

孕妈妈还可以尝试做做局部热敷，用热毛巾、纱布和热水袋都可以，热敷半小时可以减轻疼痛感觉。

另外每星期练习几次瑜伽也是减轻疼痛感的好方法。

一般情况下，孕妈妈的坐骨神经痛在分娩之后就会自愈。

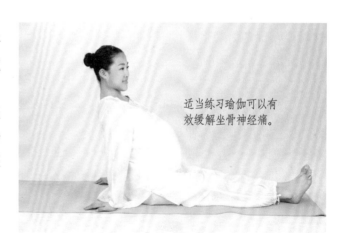

适当练习瑜伽可以有效缓解坐骨神经痛。

专家说分娩方式

宝宝就要降临了，全家都在惴惴不安地等待着，准爸爸要做好最后的准备工作，再次确认待产包以及去医院的路线等相关事宜。孕妈妈此时需要做的就是尽量休息，保持体力，多了解一些关于分娩和临产的知识，做到心中有数。

✳ 自然分娩

自然分娩不管是对宝宝还是对新妈妈来说，都是最适合、最好的一种分娩方式。对新妈妈来说，自然分娩恢复快，生完当天就可以下床走动了，一般3~5天就可以出院，而且分娩完就可以母乳喂养。对宝宝来说，经过产道的挤压，肺功能得到很好的锻炼，皮肤神经末梢经刺激得到按摩，其神经系统、感觉系统发育较好，整个身体协调功能的发展也会比较好。

自然分娩具有很多优势，但并不是所有的孕妈妈都适合。如果孕妈妈患有严重疾病，胎宝宝胎位有问题、脐带多圈绕颈等，此时就要考虑剖宫产了。

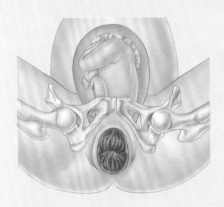

第1产程，子宫口以每次两三厘米的速度缓缓张开。

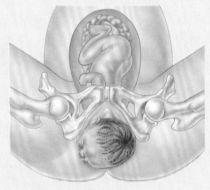

第2产程，胎宝宝开始娩出。

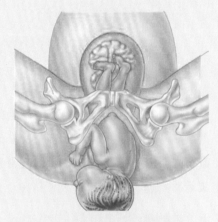

第3产程，胎宝宝顺利娩出，胎盘娩出。

(01) (02) (03) (04) (05) (06) (07) (08) (09) (10) (11) (12) (13) (14) (15) (16) (17) (18) (19)

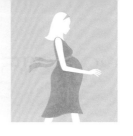

体重管理小秘书：如果孕妈妈的体重偏重，医生可能会建议选择剖腹产，否则会增加自然分娩的难度和危险性。

妈妈：此时孕妈妈可能会出现腰腹不适，行动变得更为艰难。

✳ 剖宫产

剖宫产也称为剖腹产，是指宝宝经腹壁和子宫的切口分娩出来。但若不是必须进行剖宫产，还是应该选择自然分娩。

一般如果计划剖宫产，需要提前预约日期，并且提前一天入院。在手术前会有一些规定或程序需要执行：手术前8~12小时禁止吃任何东西，在手术前一晚只能吃清淡的食物；需要抽血化验和尿液检查，然后护士为你备皮以方便手术进行；让家属签署手术和麻醉的同意书；由护士给你插入导尿管，以排空膀胱；送进手术室。有的医院不允许家属进入手术室，有的医院可能同意。

✳ 导乐分娩

导乐分娩是自然分娩的一种方式，只不过在分娩过程中雇请一名有过分娩经历和有丰富产科知识的专业人员陪伴分娩全程，并及时提供心理、生理上的专业知识，这些专业人员被称为"导乐"。

✳ 水中分娩

水中分娩有很多好处。例如，水温和浮力有助于体位的自主调节，可减少整个分娩过程中的痛楚；分娩池与子宫内的羊水环境类似，胎宝宝在离开母体后会很快适应这一新环境；分娩时出血量少，会阴也很少有破损，产后恢复也明显优于其他分娩形式。但是水中分娩可能出现新生儿呛水死亡等可怕后果，在消毒及如何防止感染等方面还有难点。而且现在国内的很多医院还没有专门的水中分娩的设施，或者还不够完善。如果孕妈妈想尝试的话，需要先咨询分娩的医院是否具备水中分娩的条件，综合考虑再做选择为好。

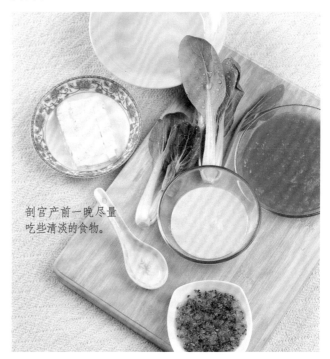

剖宫产前一晚尽量吃些清淡的食物。

分娩其实并没有传说中那么痛

还没有怀孕时，就听到已经生产过的妈妈们说，分娩的疼痛基本上没法用语言来形容，但事实上她们对于分娩的记忆是"痛并快乐着"。

✳ 产痛到底有多痛，听听过来人的描述

宫口开全以前是越来越疼，比痛经还要疼，尤其是两三分钟一次的时候，坠疼明显，为了生产时能有力气，我没有喊叫，只能轻轻地哼，所以浑身发抖，好在我宫口开得比较快。到生的时候就是一种排便的感觉，因为胎头压迫，反而感觉不到疼，只有胀，感觉胎头用力往外顶。总体来说，这种疼还是能够承受的。当然疼痛感的强弱也因人而异。

分娩痛总是来时缓慢，逐渐增强，直至痛到极点，最后又缓慢地退去。

✳ 分娩疼痛到底来自哪里

分娩前的疼痛均来自于宫缩，宫缩是临产的重要特征。宫缩开始是不规律的，强度较弱，逐渐变得有规律，强度越来越强，持续时间也越来越长。一般头胎的孕妈妈在宫缩 5 分钟左右一次时就可以去医院了，而第二胎的孕妈妈则在 10 分钟左右一次时就需要去医院。宫缩时，你会觉得像浪潮涌来一样，疼痛感会向下腹扩散，可能还伴有腰酸或排便感，而每一次宫缩都是为宝宝出生做准备。

✳ 减轻分娩疼痛的办法

缓痛运动：孕晚期可以练习。仰卧，屈膝，双腿充分张开，脚后跟尽量靠近臀部；抬起双腿并用双手抱住大腿，膝盖以下要放松，自然下垂；大口吸气将胸部充满，然后轻轻呼气，如同排便时的感觉那样慢慢向肛门运气并用力。这个过程就是吸气→用力→呼气→吸气→结束，共需要 20 秒左右。

转移注意力：可以通过与医生聊天或在产房播放音乐等方式来转移注意力，减缓分娩疼痛。

选择适合自己的镇痛措施：可以使用笑气（一氧化二氮）、穴位封闭、镇痛仪等措施，减轻宫缩疼痛。不过这些措施不是完全无痛，因此不能完全依赖。

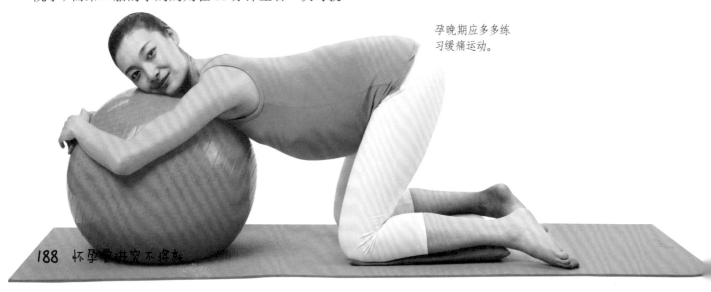

孕晚期应多多练习缓痛运动。

无痛分娩真的不痛吗

无痛分娩其实是自然分娩的一种方式。但是它真的不痛吗？让我们一起来看看无痛分娩究竟是怎么回事。

✲ 什么是无痛分娩

无痛分娩确切地说是分娩镇痛，分为非药物性镇痛（即精神性无痛分娩）和药物性镇痛两大类。硬膜外阻滞感觉神经这种镇痛方法是目前采用最广泛的一种药物性无痛分娩方式。

硬膜外无痛分娩，是在孕妈妈腰部的硬膜外腔注入一些镇痛药和小剂量的麻醉药，并持续少量地释放，只阻断较粗的感觉神经，不阻断运动神经，从而影响感觉神经对痛觉的传递，最大程度地减轻疼痛。使用过程中，孕妈妈可根据情况自行按钮给药，基本感觉不到疼痛，是镇痛效果最好的一种方法。

✲ 哪些孕妈妈可以选择无痛分娩

无痛分娩虽能让孕妈妈减轻痛苦，也能减少对分娩的恐惧，但是并不是所有孕妈妈都适合采取无痛分娩这种方式。如果有下列情况，则不适合选择无痛分娩：前置胎盘、胎盘早剥、胎儿宫内窘迫；对麻醉药或镇痛药过敏；凝血功能异常。如果孕妈妈有其他药物过敏、妊娠并发心脏病、腰部外伤史等情况，宜向医生咨询后，由医生决定是否可以进行无痛分娩。

✲ 无痛分娩也要用力

无痛分娩时麻痹了孕妈妈的疼痛感觉神经，但运动神经和其他神经并没有被麻痹，而且仅凭胎宝宝一个人的力量很难完成分娩。所以孕妈妈在感觉到轻微宫缩的基础上，需根据医生的指令和宫缩情况用力。如果没有用力的感觉，可以听从医生的指导向下使劲。

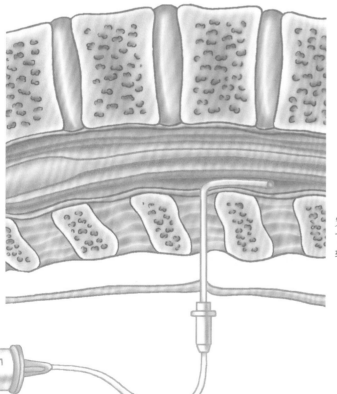

穿刺置管是在局部麻醉下进行的，产妇会感觉轻微不适。

宝宝：胎宝宝会打哈欠、揉鼻子，甚至挤眉弄眼。因为活动范围受限，运动会有所减少，但运动力度可是大为增强。

提前讨论好谁来伺候月子

月子期间由谁来照顾新妈妈？是家里的老人来照顾，还是请月嫂，或者直接去月子中心，孕妈妈要提前和家人商量。

✳ 老人照顾

由家里的老人照顾新妈妈是传统的坐月子方式。因为老人都是过来人，经验比较丰富，遇到一些常见情况知道怎么处理。但其思想比较传统，带孩子的观念与年轻人也有很大的差异，容易引起矛盾，特别是婆媳之间。请老人照顾的话，最好是妈妈和婆婆能轮换一下，可以避免老人过度劳累，也可以在一定程度上缓解婆媳关系。

✳ 请保姆

有些年轻爸妈会提前请保姆，希望保姆来照顾月子和宝宝。但是保姆更注重家务活，并没有护理新妈妈和宝宝的专业知识，遇到一些问题不能及时解决，所以要充分考虑利弊。

✳ 请月嫂

相对于家里的老人，月嫂照顾月子会更专业。因为月嫂经过专业的培训，且经验丰富，可以给孕妈妈提供专业指导和建议，并能手把手地教新手爸妈如何科学护理宝宝。不过月嫂毕竟不是家人，性格和人品都要提前了解，一旦出现问题就会带来很多麻烦。而且请月嫂的费用都不低，不过孕妈妈不要认为月嫂越贵就越好，而是应该多与她沟通，了解她的资历和性格，也可以看一看原来的客户对她的评价。

✳ 住进月子中心

有些孕妈妈在分娩后就直接住进了月子中心，请专业团队来照顾月子。月子中心会根据新妈妈产后的情况搭配营养的月子餐，教授一些育儿知识，并帮助其恢复体形，让新妈妈能在短时间内恢复到最佳状态。但月子中心价格不菲，又是一个全新的环境，新妈妈需要适应。

01 02 03 04 05 06 07 08 09 10 11 12 13 14 15 16 17 18 19

体重管理小秘书：现在你的体重增长已达到最高峰，总共已增重 11~13 千克。但是营养还是要继续跟进。

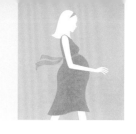

妈妈：胎动少了，问问医生如何正确监测胎心和胎动。

选择月嫂的注意事项

月嫂的挑选十分重要。总的来说，月嫂必须身体健康，要有爱心、耐心，有产后护理技能和带宝宝的经验，同时还要有一定的知识水平和接受知识的能力。

✳ 选择正规家政公司

选择家政公司要验看其营业资格，并保证其人员的从业资格。签订合同时要写清服务的具体内容，收费标准，违约或者事故责任等。付费时索取正式发票。正规家政公司有一套严格审查的程序，每一位月嫂都有自己的档案，其中包括身份证、健康证、上岗资格证等证件，孕妈妈选择月嫂时必须验看这些证件。

✳ 月嫂必须身体健康

如果月嫂携带某种病菌，在护理宝宝时，特别是在给宝宝喂食时，都有可能会把自身携带的病菌传染给体质较弱的宝宝和刚经历分娩身体尚未完全恢复的新妈妈。正规的月嫂一般必须进行一个全面的身体检查，包括乙肝两对半、肝功能、胸部 X 线检查、妇科检查等体检项目，合格者才有资格做月嫂。

✳ 不要忽视面试的细节

无论是熟人介绍，还是在月嫂机构请的金牌月嫂，签合同之前一定要对月嫂进行面试。只有通过面试才能知道月嫂是否专业合格，是否有经验。并且，通过与月嫂面对面的沟通，可以了解月嫂的为人和性格。

✳ 要签订合同

建议请月嫂时签订合同。有的孕妈妈为了图方便，请月嫂时没有与家政公司签订合同，没有约定工作范围和工作时间，在月嫂服务过程中，出现了纠纷，孕妈妈就算有理也说不清。另外在签服务合同时，要多看看合同条款，确定没有问题再签。

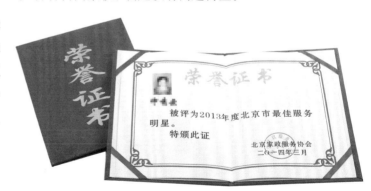

营养要持续跟进

为了使胎宝宝保持一个正常的出生体重，这个时期应注意重点营养素的供给，如铁、钙、维生素 B_1 等，同时避免吃一些易引起胎宝宝不稳定的食物，防止早产。

✻ 重点补充铁、钙、维生素 B_1

营养素	作用	最佳食物来源
铁	孕 9 月，必须补充足够的铁。胎宝宝的肝脏以每天 5 毫克的速度储存铁，直到存储量达到 240 毫克。此时铁摄入不足，宝宝出生后易患缺铁性贫血	动物血、动物肝脏、肉类、海带、蛋黄、紫菜等
钙	胎宝宝体内的钙，一半以上是在孕期最后 2 个月储存的。如果摄入不足，出生后就有发生软骨病的危险	牛奶、虾皮、芝麻酱、黄豆、萝卜缨、雪里蕻等
维生素 B_1	水溶性维生素中，维生素 B_1 尤为重要。如果补充不足，易引起呕吐、倦怠、体乏，还可能影响宫缩，使产程延长，出现分娩困难	坚果、谷类、肉类等

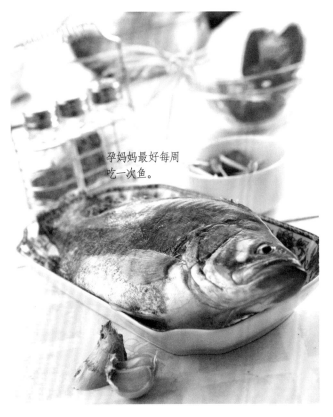

孕妈妈最好每周吃一次鱼。

多吃鱼，防早产

鱼被称为"最佳防早产食物"。研究发现，孕妈妈吃鱼越多，怀孕足月的可能性就越大，出生后的宝宝也会较一般宝宝更健康。孕妈妈孕期每周吃一次鱼，早产的可能性仅为 1.9%，而从不吃鱼的孕妈妈早产的可能性为 7.1%。鱼之所以对孕妈妈有益，是因为它富含一种脂肪酸，有防止早产的功效，也能有效增加宝宝出生时的体重。

✻ 不要盲目控制饮食

很多孕妈妈在孕晚期猛然发现体重超标，便想通过控制饮食来控制体重，这对孕妈妈、胎宝宝以及日后的分娩都是不利的。孕晚期，胎宝宝体重增加非常快，需要充足的营养支持，这点孕妈妈一定要保证。

如果此时体重超标严重，孕妈妈也不要慌，可以咨询医生或营养师，根据自己的情况制订科学的食谱，适当控制，其他的顺其自然就好。

检查待产包

到了孕晚期，胎宝宝随时可能不期而至，所以孕妈准爸要比预产期至少提前一个月准备好待产包，以免临产时手忙脚乱。即使之前已经准备好，也要再检查一下，查漏补缺。

✳ 待产包准备什么，准备多少

很多医院会提供部分母婴用品，所以，孕妈准爸最好事先向准备分娩的医院了解一下，以免重复；也可以向刚刚生过宝宝的新妈妈请教，她们的经验往往最实用、有效。

一般用品不宜大量采购，尤其是奶粉，在不确定新妈妈是否乳汁充足的时候，最好先少买一点，以免浪费。另外，宝宝长得很快，衣服随季节的变化准备两三套就可以了。

妈妈用品	洗漱用具	□牙膏 □牙刷 □漱口水 □漱口杯 □香皂 □洗面奶 □毛巾3条（擦脸、身体和下身）□擦洗乳房的方巾2条 □小脸盆2个
	特殊衣物	□大号棉内裤3条 □哺乳胸罩2件 □防溢乳垫 □便于哺乳的前扣式睡衣 □束腹带 □产妇垫巾 □特殊或加长加大卫生巾 □面巾纸 □保暖的拖鞋（冬天要带后跟）
	个人餐具	□水杯 □汤匙 □饭盒 □吸管
	方便食品	□巧克力 □饼干
	医疗文件	□户口本或身份证（夫妻双方）□医疗保险卡或生育保险卡 □有关病历 □住院押金
	其他用品	□吸奶器 □妊娠油 □手机 □照相机 □充电器
宝宝用品	喂养用品	□奶瓶 □奶瓶刷 □配方奶 □小勺
	护肤用品	□爽身粉 □护臀膏 □婴儿湿巾 □最小号纸尿裤或棉质尿布 □隔尿垫 □婴儿专用棉签
	服装用品	□"和尚领"内衣 □连体服 □护脐带 □小袜子 □婴儿帽 □出院穿着的衣服和抱被

✳ 待产包如何放置

准爸爸要将妈妈和宝宝的用品按照衣服、洗漱、餐具、证件等分别放置在不同的袋子里，然后再一起放入一个大包，这样使用时就不需要大范围翻找了。一旦孕妈妈有临产征兆，拎包就走，方便快捷。

　　等待了 280 个日日夜夜，终于盼来了宝宝出生的这一天，幸福的感觉更加强烈。从今以后，孕妈妈的生活将会因此变得更加多彩，更加有意义！

37~40 周要事提醒

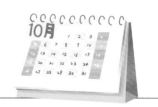

孕 10 月了，一想到马上就要与腹中的宝宝见面了，孕妈妈是不是已经有点按捺不住了？临近分娩，孕妈妈最需要做的就是调整好心情，密切关注身体变化，相信听从医生的安排就能顺利分娩。

临产征兆要牢记心中

从现在开始，孕妈妈最好能提前了解一下临产开始的征兆，并时刻警惕这些身体信号的发生，以免影响分娩。

第 253 天

产检变为每周一次

本月每周要进行一次产检，以便及时了解孕妈妈和胎宝宝的变化，进而最终确定分娩方式。需要注意的是，这个时候孕妈妈出行不便，最好由家人陪同。

> 适当动一动，顺产少烦忧

第 263~264 天

适当运动能助产

本月是临产前的最后一个月，为了保证顺利分娩，孕妈妈要多注意休息。但是如果能在保持体力且无特殊不适的前提下，适当活动骨盆，练习几次呼吸，或者散散步放松一下，都对顺产极有好处。

第 259 天

巧辨真假临产

并不是说一出现宫缩就是要临产。如果宫缩无规律，且强度不随时间而增强，但会随活动或体位的改变而减轻，那可能就是假临产。

第 262 天

胎膜早破要平躺

孕妈妈要学会用锻炼盆底肌肉的方法来辨识流出的液体是尿液还是胎膜。一旦确定为胎膜早破，应立即平躺抬高臀部，防止脐带脱垂，并由家属送往医院。

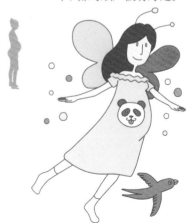

宝宝，你的出现，让世界上的一切都变得柔软了。你就是爱的天使，给爸爸妈妈的世界带来了无限的美好。

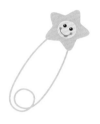

终于要和宝宝
见面啦

分娩后要考虑好胎盘和脐带血是否留存。

第 277 天

提早决定去留

孕妈妈最好能通过专业的医疗机构或医护人员，提前了解胎盘和脐带血的储存意义，进而综合考虑，并与家人商量后决定如何处理胎盘和脐带血。

第 265~266 天

预防胎膜早破

临产前胎膜早破容易引发胎宝宝感染，所以要加以预防。注意放松情绪，多想想宝宝出生后的幸福，减少分娩前的紧张和焦虑；不要过于劳累，也不要干重活或进行剧烈的活动。如果出现胎膜早破，要立即赶往医院。

第 280 天

卸下美丽的"腹"担

看到宝宝的那一刻，你一定是最幸福的妈妈。养育好宝宝的同时，也要坐好接下来最重要的月子。

第 267~268 天

小家伙的"暖身宝"

胎宝宝皮肤表面的大部分胎脂已经褪去，可能只在皮肤褶皱处存有少量胎脂。他还在继续储存脂肪，以便出生后在环境温度较低时用以调节体温。

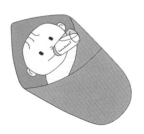

孕 10 月产科专家有问必答

妊娠最后一个月，孕妈妈会感觉身体更加沉重、动作越发笨拙，现在子宫底的高度为 32~34 厘米。因此这段时间孕妈妈仍然要十分小心。

阴道出血是怎么回事

孕晚期孕妈妈阴道出血不是正常的表现，多为前置胎盘和胎盘早剥引起。前置胎盘表现为不伴有腹痛的阴道出血，一般是在休息状态下出现。应立即到医院就诊，一旦发生大出血，母胎都将受到很大的威胁。而胎盘早剥表现为伴有腹痛的阴道出血，这种情况下医生会决定马上终止妊娠，实行手术方式使胎宝宝出生。

为什么分娩前要排尽大小便

分娩时子宫会进行强有力的收缩，如果此时直肠中有粪便或膀胱中充满尿液，会影响子宫收缩程度，延长分娩时间，而且胎头长时间压迫膀胱、肛门括约肌，可能会导致孕妈妈分娩时将大便、尿液和胎宝宝一起娩出，增加胎宝宝感染的概率。所以，临产前孕妈妈应定时大小便。不过，若在分娩过程中出现了排便、排尿现象，孕妈妈也不必太在意。

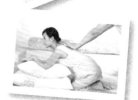

准爸爸如何帮助孕妈妈缓解产前焦虑

首先要多鼓励和赞美孕妈妈，表现出对她能顺利分娩的信心，要一再表达对她的感激之情。有空的时候，还可以帮孕妈妈做下按摩，比如背部和腰部的按摩，以达到缓解身体不适和不良情绪的效果。此外还要多和孕妈妈聊聊天，和她一起畅想即将出生的宝宝的模样，将来怎样培养他，调侃宝宝会像彼此的缺点，会怎样调皮，如何可爱等，要竭尽全力营造轻松的气氛，转移孕妈妈的注意力，不要让她总是为临产担忧。

产科医生
再三叮嘱

破水了怎么办

破水是指羊膜破裂、羊水流出的现象。正常情况下，破水的出现意味着子宫口已开，胎宝宝已进入产道。孕妈妈破水应该立即去医院。对于胎头已经入盆或浅入盆的孕妈妈，可以坐车到医院。对于胎头未入盆的孕妈妈，就要尽量平躺着，抬高臀部，必要时可叫救护车。

过了预产期宝宝还不出来，怎么办

孕期达到或超过42周称为"过期妊娠"。"过期妊娠"别着急，可以持续做胎动检测。若胎动过频或过少，应及时就医，明确有无胎儿宫内缺氧、巨大儿及羊水过少情况，并进行胎心监护。对于宫颈成熟度好、无产科合并症和并发症的孕妈妈，可以用人工破膜、催产素引产；对于有胎儿缺氧、胎儿生长受限、羊水过少或其他产科合并症和并发症者，可以进行剖宫产终止妊娠。

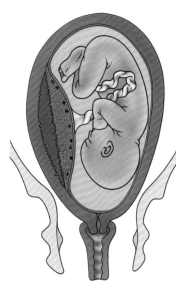

胎盘早剥怎么办

临近分娩，有些孕妈妈会出现胎盘早剥的情况。如果孕妈妈在孕晚期感觉阵痛变成了持续性腹痛，阴道出血，且出血量比以前有所增加，同时胎心率异常时，应引起注意，及时到医院，并做B超，判断是否胎盘早剥。出现这种情况，孕妈妈要立即告诉医生。一旦确诊为胎盘早剥，对孕妈妈和胎宝宝都有生命危险，须立即实施剖宫产。

想要产后母乳喂养要做什么准备

母亲的乳汁是宝宝的最佳食物，所以最好选择母乳喂养宝宝，而且从孕晚期就要开始做母乳喂养的准备了。首先要在营养均衡的基础上，适当增加优质蛋白质的摄入。孕妈妈可以适当多吃一些富含蛋白质、维生素及矿物质的食物，为产后泌乳做好营养准备。其次还要注意乳房的保养。经常按摩乳房，以疏通乳腺管；按摩乳头，以增加乳头的柔韧性。

择日分娩可取吗

有些孕妈妈本来可以自然分娩的，但为了让宝宝在良辰吉日出生，或为了宝宝早点入学赶到9月1日之前生，会选择提前剖宫产。这不仅不利于孕妈妈的身体恢复，给腹部留下难看的瘢痕，对宝宝也没有好处，易引起呼吸窘迫症、肺炎等早产并发症。

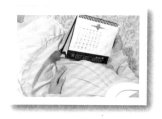

享受星级产检

孕妈妈在怀孕最后的这个月应每周去医院检查一次，以便及时了解胎宝宝的变化。

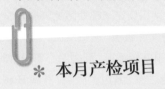

✱ 本月产检项目

本月的产前检查，孕妈妈可能会做的项目有：

☐ 测量血压、体重、宫底高度、腹围、胎位
☐ 胎心监护
☐ 阴道检查
☐ 确定分娩开始后，什么时候该到医院
☐ 和医护人员讨论你的感觉及关心的问题

（以上产检项目可作为孕妈妈产检参考，具体产检项目以医院及医生提供的建议为准。）

✱ 专家解读产检报告

胎心监护仪上主要有两条线，上面一条是胎心率，正常情况下波动在120～160次/分钟，一般表现为基础心率，多为一条波形曲线，出现胎动时心率会上升，出现一个向上突起的曲线，胎动结束后会慢慢下降。下面一条表示宫内压力，在宫缩时会增高，随后会保持20毫米汞柱左右。

胎心过快或过慢不都是有问题，医生会根据一段胎心监护的图纸及时进行下一步的处理。

此外，临近分娩时，医生会给孕妈妈再做一次B超检查，这次的B超检查主要用于估计胎宝宝的大小，观察羊水多少和胎盘的功能，以及胎宝宝有没有脐带绕颈的情况，胎位也是这次B超检查的重点。此时看到的胎宝宝应该是头部朝下、脸部朝向孕妈妈的脊柱、背部朝外的方向。如果胎位不正，医生会根据孕妈妈的综合情况采取剖宫产的分娩方式。

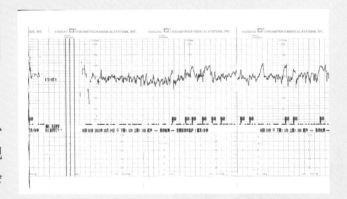

⓪① ⓪② ⓪③ ⓪④ ⓪⑤ ⓪⑥ ⓪⑦ ⓪⑧ ⓪⑨ ⑩ ⑪ ⑫ ⑬ ⑭ ⑮ ⑯ ⑰ ⑱ ⑲

体重管理小秘书：胎宝宝入盆后，孕妈妈的胃口会好很多，但也不能多吃，保证营养即可，以确保分娩前的体重不会有太大变化。

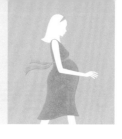

妈妈：胎头降入骨盆，子宫底的位置也逐渐下降，这是在为分娩做准备。

✳ 产检前你需要注意这些

这个月要继续做胎心监护，很多孕妈妈做胎心监护时都不是一次通过的，其实大多数的时候胎宝宝并没有异常，只是睡着了而已。所以，孕妈妈在做检查前就要把胎宝宝叫醒。

孕妈妈可以轻轻摇晃你的腹部或者抚摸腹部，把胎宝宝唤醒；也可以在检查前的 30 分钟内吃些巧克力、小蛋糕等甜食，这样胎宝宝会容易动一动。在检查时，孕妈妈最好选择一个舒服的姿势进行胎心监护，避免平卧位。

如果胎心监护结果不是非常满意，那么监护会持续地做下去，做 40 分钟或者 1 小时也是非常有可能的，孕妈妈不要太过着急。

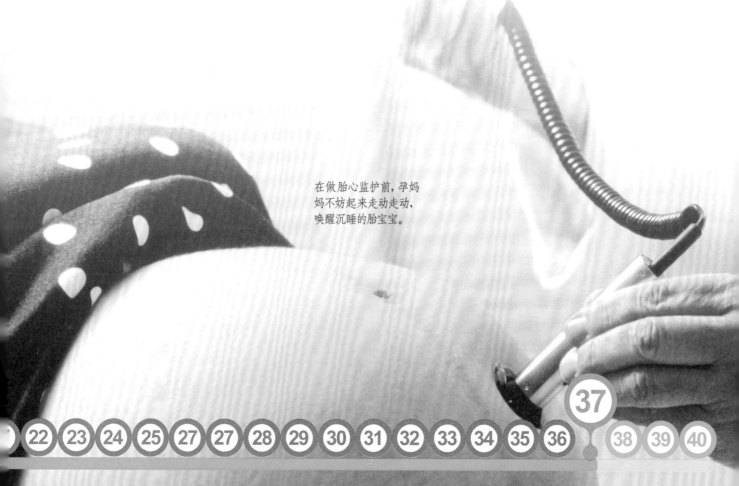

在做胎心监护前，孕妈妈不妨起来走动走动，唤醒沉睡的胎宝宝。

22 23 24 25 27 27 28 29 30 31 32 33 34 35 36 37 38 39 40

要去医院的 5 个信号

许多孕妈妈感觉肚子痛，第一反应就是要生了，可到医院让医生检查后发现不是真的要生了。到底出现什么身体信号才该去医院，最好在本月产检时向医生了解清楚，提前有个心理准备，以免到时手忙脚乱。

✳ 子宫底下降

初次分娩的孕妈妈到了临产前 2 周左右，子宫底会下降，这时会觉得上腹部轻松起来，呼吸也变得比前一阵子舒畅，胃部受压的不适感减轻了许多，饭量也会随之增加。

✳ 下腹部压迫感

由于胎宝宝下降，分娩时先露出的部分已经降到骨盆入口处，因此孕妈妈出现下腹部坠胀，甚至感觉膀胱受到压迫。孕妈妈会感到腰酸腿痛、走路不方便以及尿频。

✳ 规律宫缩

在临近预产期时，孕妈妈有如下感觉：腹部开始规律地发紧，并且这种感觉慢慢转为很有规律的下坠痛、腰部酸痛，每次持续 30 秒，间隔 10 分钟。以后疼痛时间逐渐延长，间隔时间缩短。当规律性的疼痛达到每六七分钟一次，两三个小时后孕妈妈就应该去医院了，因为这意味着将要临产了。

✳ 破水

阴道流出羊水，俗称破水。因为子宫强有力的收缩，子宫腔内的压力逐渐增加，宫口开大，胎宝宝头部下降，引起胎膜破裂，阴道流出羊水。这时离宝宝降生已经不远了，要马上去医院待产。

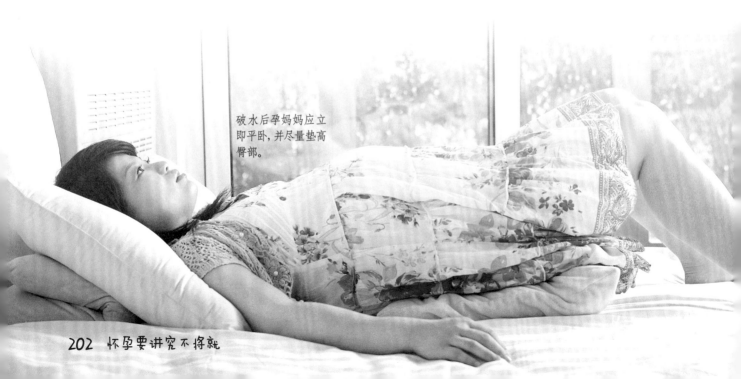

破水后孕妈妈应立即平卧，并尽量垫高臀部。

羊水正常的颜色是淡黄色，如果是血样、绿色浊液，必须告诉医生，这可能是病理情况的信号。而且一般破水后很快就要分娩了，这时立即让孕妈妈取平卧姿势并垫高臀部，送往医院分娩，千万不要直立或坐起，以免脐带脱出，造成严重后果。

✳ 出血

正常子宫颈会分泌黏稠的液体，在宫颈形成黏液栓，防止细菌侵入子宫腔内。孕期这种分泌物会增多且变黏稠。临产前因子宫内口胎膜与宫壁分离，会产生少量出血，这种出血与子宫黏液栓混合，由阴道排出，称为见红。见红是分娩即将开始时比较可靠的征兆。

孕妈妈如果发现靠阴道口的内裤处有潮湿不适的感觉，应立即查看内裤上是否有血性分泌物，如果有应立即去医院，以防不测。若阴道只是流出少量淡血丝，孕妈妈可留在家中观察，不要过度操劳，避免剧烈运动。如果出血量大，就应当考虑是否有异常情况，可能是胎盘早剥，需要立即到医院检查。

除了了解以上要去医院的 5 个信号外，孕妈妈还应当正确区分真假临产的区别，避免一旦有宫缩迹象孕妈妈就以为要生了，结果一到医院才知道是假临产。

一般而言，孕晚期经常出现假临产，特点是自觉轻微腰酸，伴有不规则腹坠，而且持续时间较短，往往少于半分钟，程度不重而且并不逐渐增强，这些症状多在夜间出现，而清晨又消失，不伴有子宫颈管长度的改变，也不伴有子宫口的扩张，常被称为假临产。

真临产	假临产
宫缩有规律，每 5 分钟一次	宫缩无规律，每 3 分钟、5 分钟或 10 分钟一次
宫缩逐渐增强	宫缩强度不随时间而增强
当行走或休息时，宫缩不缓和	宫缩随活动或体位的改变而减轻
宫缩伴随见红	宫缩通常不伴有黏液增多或见红
宫颈口逐渐扩张	宫颈口无明显改变

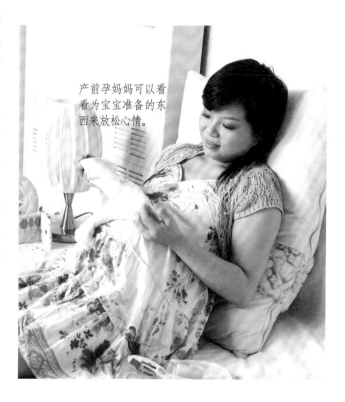

产前孕妈妈可以看看为宝宝准备的东西来放松心情。

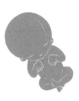

宝宝：胎宝宝看起来已经像个新生儿了。现在的胎盘已经老化，一种黑色物质聚集在胎儿的肠道内，这就是胎便。

专家说助产运动

到了孕 10 月，为了保证顺利分娩，孕妈妈要多注意休息，保持体力。但是也不能一味地休息，为了更安全顺利地迎接宝宝，孕妈妈最好在预产期前几周，开始练习分娩促进运动，这对顺产大有裨益。

✲ 直立扩胸运动促使胎宝宝入盆

如果到了预产期还没有动静，孕妈妈要加强运动。直立扩胸运动能促使胎宝宝入盆，同时还能锻炼盆底肌肉，增加产力。不过，一定要让准爸爸陪在身边，以免有意外发生。

练习方法：两脚站立，与肩同宽，身体直立，两臂沿身侧提至胸前平举，挺胸，双臂后展，坚持 30 秒。做这一动作时注意扩胸时呼气，收臂时吸气。

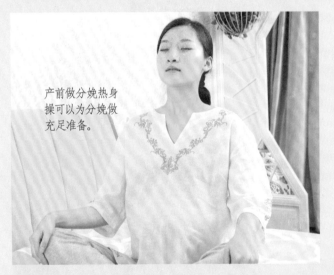

产前做分娩热身操可以为分娩做充足准备。

✲ 分娩前的准备运动

分娩前做做准备运动，为接下来要面对的挑战做好身体预热，还能调节情绪，对临产很有帮助。

浅呼吸：孕妈妈仰卧，嘴微微张开，进行吸气和呼气，呼气与吸气之间要间隔相等的轻而浅的呼吸。这个方法可以解除腹部的紧张感。

短促呼吸：孕妈妈仰卧，双手握在一起，集中体力连续做几次短促呼吸，这个动作是要集中腹部的力量使胎宝宝的头慢慢娩出。

肌肉松弛法：肘关节和膝关节用力弯曲，接着伸直并放松。该动作是利用肌肉紧张感的差异进行放松肌肉的练习。这个方法如果每天练习 30 分钟，会收到很好的效果。但是运动因人而异，如果孕妈妈觉得不适，请立即停止运动。

✲ 分娩热身操

分娩热身操不仅可以增加体内含氧量，还能缓解孕晚期的不适症状，更锻炼了分娩时相关部位的关节和肌肉，为分娩做好充分的准备。当然，是否能锻炼，最好要咨询医生，以免发生意外。

01 02 03 04 05 06 07 08 09 10 11 12 13 14 15 16 17 18 19

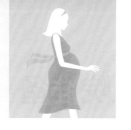

体重管理小秘书：适当的运动不仅有助于分娩，还可以保证在这最后一个月里孕妈妈和胎宝宝的体重不会增长太多。

妈妈：除了尿频症状加重，孕妈妈还会经历几次假宫缩哦。

盘腿坐：①盘腿而坐，背部挺直，双手置膝盖上，两眼紧闭，全身放松。②呼吸，双手向下按压。再呼吸，再向下按压。慢慢加大力度，使膝盖向地面靠近。作用：伸展肌肉，放松腰关节。

骨盆运动：①双手双膝着地。低头，后背上拱呈圆形。②仰头，将面部朝上，重心前移，每呼吸一次做一次重心前移运动。作用：缓解骨盆关节和腰部肌肉的压力，强健下腹部肌肉。

脚部运动：①直身坐椅子上，双脚并拢，平放在地上，保持小腿与地面呈垂直状态。②脚尖向上跷起，呼吸1次，脚尖平放。然后再重复做。③左脚置右腿上，左脚脚尖慢慢自上而下活动。然后换右脚，动作同上。作用：增强血液循环，缓解腿、脚肿胀，强健脚部肌肉。

✳ 缓解阵痛的运动

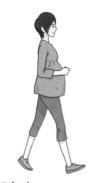

来回走动

在阵痛还不是很剧烈的时候，孕妈妈可以下床走动，一边走一边匀速呼吸。

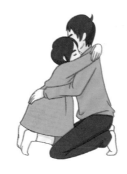

和准爸爸拥抱

双膝跪地，坐在自己脚上，双手抱住准爸爸，可放松心情。

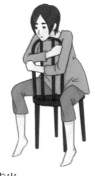

抱住椅背坐

像骑马一样坐在有靠背的椅子上，双腿分开，双手抱住椅背。

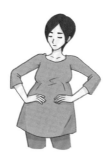

扭腰

两脚分开，与肩同宽，深呼吸，闭上眼睛，同时前后左右大幅度地慢慢扭腰。

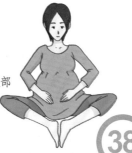

盘腿坐

盘腿坐，两脚相对，双手放在腹部或膝盖。

㉒ ㉓ ㉔ ㉕ ㉗ ㉗ ㉘ ㉙ ㉚ ㉛ ㉜ ㉝ ㉞ ㉟ ㊱ ㊲ ㊳ ㊴ ㊵

随时做好入院准备

孕期最后一个月了，孕妈妈和全家人都要做好准备，这样临产时才不至于手忙脚乱。现在做好准备，还可以给孕妈妈一个积极的心理暗示，让她无后顾之忧，到临产时会镇静、从容地应对。

✳ 注意个人清洁，严禁性生活

尽可能每天洗澡，清洁身体。淋浴或只擦擦身体也可以。特别要注意保持外阴部的清洁。头发也要整理好。绝对不要做对母体不利的动作，避免向高处伸手或压迫腹部的姿势。到了孕晚期，性生活一定要禁止了，此时的性生活可能会造成胎膜早破和早产。

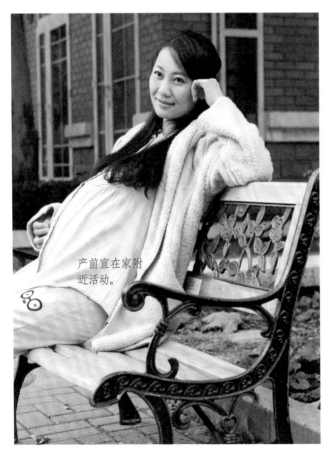
产前宜在家附近活动。

✳ 吃好睡好，在家周边活动

充分摄取营养，充分睡眠、休息，以积蓄体力。初产妇从宫缩加剧到分娩结束需要 12~16 个小时，要保证充沛的体力才行。孕妈妈也要适当运动，去外面走走就是不错的锻炼方式，但注意不要一个人走太远，在家周边活动即可。如果要去远处，要将地点、时间等向家人交代清楚，或留个纸条再出去。

✳ 再确认一下住院准备的落实情况

物品、车辆的安排，与准爸爸和家里人的联系方法，不在家期间的事情等，是否都安排妥当了。此外，如果过了预产期仍无临产征兆，请以沉着的心情听从医生的建议，继续等待或进行催产、剖宫产。

✳ 入院预约

提前预约好产科医生、保健医生、住院部、月嫂等。特别是月嫂，要提前联系好，并在预产期将至时再次联系，确保万无一失。如果发生意外，也有充足的时间和精力进行调整，避免出现空挡期，导致新爸爸和新妈妈手忙脚乱。

警惕胎膜早破

如果在子宫没有出现规律性收缩以及阴道见红的情况下发生了胎膜破裂，也就是胎膜在临产前破裂了，这种情况被称为胎膜早破。胎膜早破会使胎宝宝失去胎膜的保护，易引发感染，应及时去医院就诊。

✳ 引起胎膜早破的原因

1. 孕妈妈的宫颈口松弛，使胎膜受到刺激而引发胎膜早破。

2. 胎膜发育不良，如存在羊膜绒毛膜炎等，造成羊膜腔里压力过大，引起胎膜早破。

3. 胎位不正、骨盆狭窄、头盆不相称、羊水过多、多胎妊娠等，也会使羊膜腔里压力增大，发生胎膜早破。

4. 孕期性生活不慎引起羊膜绒毛膜感染，特别是精液中的前列腺素可以诱发子宫收缩，导致羊膜腔压力不均匀，引发胎膜早破。

5. 一些其他因素也会引起胎膜早破，如孕期剧烈咳嗽、猛然大笑或暴怒以及做重体力活等，都可能使腹腔压力急剧增高，致使胎膜破裂。

✳ 预防胎膜早破的方法

1. 注意休息，不宜过于劳累，每天保持愉快的心情。

2. 不要进行剧烈活动，走路要当心以免摔倒，切勿提重物以及长时间路途颠簸。

3. 孕期减少性生活，特别是孕晚期3个月禁止性生活。

✳ 胎膜早破的鉴别方法

发生胎膜早破时，很多孕妈妈会以为是自己小便尿湿了内裤，并不知道是胎膜早破。此时可以试着用锻炼盆底肌肉的方法来控制液体流出，如果液体停止流出，则是尿液；如果不能控制，则是羊水。羊水闻起来有一种甜味，而尿液闻起来是有些刺鼻的氨水味。此外，孕妈妈可以在家备一些胎膜早破试纸条，一旦发现有不明液体，就用试纸来测试。

✳ 胎膜早破的处理方法

一旦发生胎膜早破，孕妈妈不要过于慌张，应立即平躺下来。不管孕妈妈是否到预产期，有没有子宫收缩，都必须立即赶往医院就诊。即使在赶往医院的途中，也需要采取臀高的躺卧姿势。

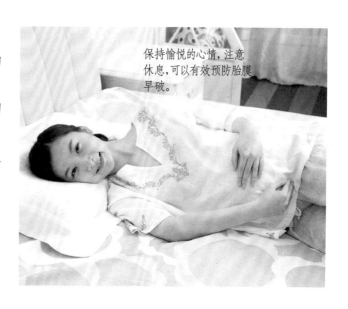

保持愉悦的心情，注意休息，可以有效预防胎膜早破。

宝宝：胎宝宝身上的大部分胎毛逐渐褪去，皮肤表面的大部分胎脂也已褪去，只在皮肤褶皱处存有少量胎脂。

自然分娩的 3 大产程

自然分娩对孕妈妈的伤害最小。自然分娩中，通过产道的挤压，可以使胎宝宝把吸入肺里的羊水吐出，大大降低窒息的概率。自然分娩一般分为 3 个产程。

✽ 第 1 产程——开口期

1. 产道变软。临近分娩时，子宫颈由紧闭变柔软，以便于胎宝宝通过。宫口开始缓缓张开，羊水和黏液会起到润滑作用，帮助胎宝宝通过产道。

2. 子宫开始缓缓收缩，加大子宫内的压力，挤压宫口，使子宫颈扩大，胎宝宝往下滑。

3. 阵痛开始，宫口开始张开，开到 1 厘米左右后会停止一段时间，然后以每次两三厘米的速度缓缓张开，直至开到 10 厘米，能使胎宝宝的头部通过为止。

✽ 第 2 产程——分娩期

1. 羊水破裂。宫口开始张开时，羊水破裂，此时会感觉有股温暖的液体从阴道流出。阵痛时会有排便的感觉。

2. 每隔一两分钟阵痛来临一次。阵痛时，根据医生的口令，进行呼吸和用力，正确有效地用力非常关键。

3. 胎宝宝出生。第 2 产程的阵痛来势凶猛，孕妈妈因体力消耗极大，应努力保持清醒。胎宝宝头部娩出后，就不要腹部用力了，要短促地呼吸，使其自然娩出。胎宝宝出生后，脐带要剪断。新妈妈不用紧张，剪脐带并不疼。

✽ 第 3 产程——胎盘娩出期

胎宝宝娩出后，宫缩会有短暂停歇，大约相隔 10 分钟，又会出现宫缩以排出胎盘，这个过程需要 5~15 分钟，一般不会超过 30 分钟。

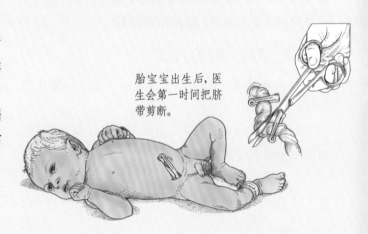

胎宝宝出生后，医生会第一时间把脐带剪断。

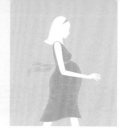

体重管理小秘书：孕妈妈在这周可能会分娩，应结合实际的分娩方式（自然分娩或剖宫产）适当调整饮食。

妈妈：孕妈妈的身体已经做好了分娩的准备。

分娩当天怎么吃

分娩是一个漫长的、消耗体力的过程，所以孕妈妈要适当进食，既可以补充能量，又可以为分娩储备力量。但吃什么、如何吃，需要根据分娩进程和分娩方式区别对待。

＊ 自然分娩待产期间适当进食

分娩过程一般要经历8~10小时，体力消耗大，所以必须注意饮食。

这个时候的饮食要富有营养、易消化、清淡，比如奶类、面条、馄饨、鸡汤等。也可以将巧克力等高热量的食物带进产房，以便随时补充体力。

家人需要提前准备好原料，按时做给孕妈妈吃，并且尽量做得色香味俱全，帮助她提高食欲。

＊ 第1产程，宜吃半流质食物

在第1产程中，由于时间比较长，为了确保有足够的精力完成分娩，食物以半流质或软烂的易消化食物为主，如粥、挂面、蛋糕、面包等。

＊ 第2产程，宜吃流质食物

快进入第2产程时，由于子宫收缩频繁，疼痛加剧，消耗增加，此时应尽量在宫缩间歇摄入一些果汁、藕粉、红糖水等流质食物，以补充体力，帮助胎宝宝娩出。

巧克力是很多营养学家和医生推崇的"助产大力士"，可以帮助孕妈妈补充体力，可以在第2产程时吃。

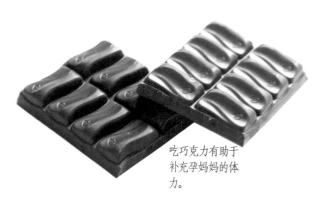

吃巧克力有助于补充孕妈妈的体力。

＊ 剖宫产前一天应适当禁食

如果孕妈妈是有计划实施剖宫产，手术前要做一系列检查，以确定自己和胎宝宝的健康状况。手术前一天，晚餐要清淡，晚上12点以后不要吃东西，以保证肠道清洁，减少术中感染。手术前6~8小时不要喝水，以免麻醉后呕吐，引起误吸。

什么情况下要接受剖宫产

孕妈妈能自然分娩时，最好采取自然分娩的方法，切忌因害怕阵痛而选择剖宫产。剖宫产有一定的适应证，如果胎宝宝和孕妈妈不符合自然分娩的条件，那就不得不采取这种分娩方式了。

❋ 必须选择剖宫产分娩的孕妈妈

1. 35 岁以上的大龄初产妇，同时诊断出妊娠合并症者。

2. 孕妈妈的骨盆狭小或畸形，不利于自然分娩。

3. 孕妈妈产道不利于分娩，有炎症或病变、畸形等情况。

4. 胎宝宝胎位异常，有前置胎盘或者体重过重情况。

5. 有妊娠合并症的孕妈妈。

6. 子宫有瘢痕，或者有产前出血症状。

❋ 剖宫产手术过程

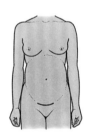

1. 进行全身麻醉或硬膜外麻醉。用消毒剂消毒产妇腹部，将一个细导尿管插入膀胱。产科医生在耻骨线下方做一水平切口。

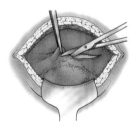

2. 医生仔细切开腹壁脂肪组织和肌肉。用牵拉器拉开组织，切开衬贴在腹膜腔内的腹膜。

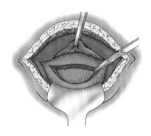

3. 医生用牵拉器牵开膀胱，切开子宫下部，显露包在胎儿表面的保护性羊膜囊。

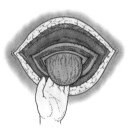

4. 医生破开羊膜囊，伸入一只手托住胎儿头或臀的下方，轻柔地将胎儿和胎盘分别从子宫内取出，钳住脐带并切断。

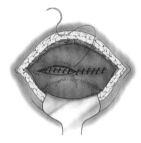

5. 缝合子宫和腹壁各层。用金属夹或长缝线缝合皮肤。5 天后拆除金属夹或缝线，产妇即可回家。

❋ 剖宫产前最好洗个澡

剖宫产前孕妈妈要做好个人清洁。因为剖宫产是在孕妈妈腹部上开刀的创伤性手术，产前清洁可减少细菌感染概率。另外，剖宫产后，由于伤口恢复等问题，新妈妈不宜让伤口沾水，可能有一段时间不能洗澡，只能实施擦浴。

准爸爸提前考虑是否陪产

如果医院允许陪产，准爸爸就要认真考虑是否进入产房。如果准爸爸希望见证这一时刻，最好一起进产房。如果还没有足够的勇气，也不要内疚，孕妈妈也不要勉强。

✱ 准爸爸进入产房

准爸爸进入产房后，陪在孕妈妈的身边，面对分娩只需要掌握一种技巧，即引导孕妈妈控制呼吸。竭尽全力分娩会使孕妈妈呼吸急促而且微弱，准爸爸要适时地引导她慢慢地、深深地呼吸。深呼吸可以帮助孕妈妈放松、缓解疼痛，而且对胎宝宝也很有好处。此时准爸爸在产房不要多说话，也不要走来走去，更不要做其他事来帮忙。

✱ 准爸爸不进产房

如果准爸爸晕血，或者对产房中发生的事感到恐惧，最好还是不要勉强自己进入产房。因为分娩时情况复杂多变，医生必须集中精神，如果准爸爸这时晕倒或出现其他状况，会分散医生和助产士的注意力。准爸爸没有进入产房也不要内疚，可以通过其他方式来支持和鼓励孕妈妈。在生宝宝时，准爸爸要一直在产房外等待，待宝宝抱出来后，准爸爸不要急着跟宝宝去病房或其他地方，应该在产房外等待新妈妈出来。等新妈妈被推出产房时，给她一个亲吻或说一声"谢谢老婆"，都会让新妈妈感觉到幸福。

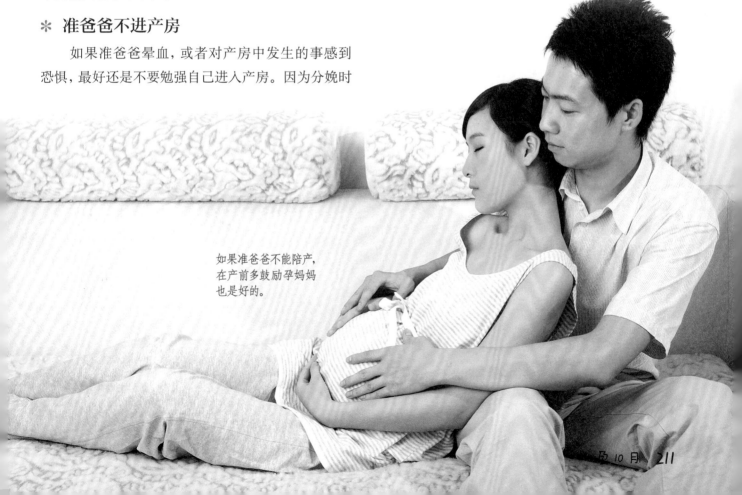

如果准爸爸不能陪产，在产前多鼓励孕妈妈也是好的。

正确缓解产前焦虑

产前焦虑是正常的。如果孕妈妈是第一次生宝宝，在面临人生最重大的"见面"时，产生紧张情绪是自然的，但紧张情绪不宜发展成为焦虑。大多数分娩过程都是健康而顺利的，孕妈妈一直担心的分娩疼痛，大多数人也都是可忍受的，况且可以申请无痛分娩等减轻疼痛。

＊ 自我调节

孕妈妈可以自我调节，尽量放松心态，听从医生的指导，充分了解孕产知识，相信自己一定会平安顺利地生下宝宝。在分娩前，可以进行自我暗示练习，告诉自己分娩虽然很痛，但是这种疼痛是可以忍受的，而且分娩的疼痛可以让宝宝更聪明。因为分娩痛能使孕妈妈脑中产生脑啡肽，这种物质有益于宝宝的智力发育。

＊ 求助专业人士

孕妈妈也可以把自己的恐惧告诉医生或助产士。要相信妇产科里的医生和护士几乎经历过各种分娩过程，也看到过不同的孕妈妈们的表现。如果能把你的恐惧或焦虑告诉他们，他们会从更专业的角度来给你解释，让你释放焦虑和恐惧，也能在分娩过程中给予你更多的支持。

＊ 多和准爸爸交流

怀孕不是孕妈妈一个人的事，尤其在临近分娩这种重大时刻，准爸爸有责任承担起关心爱护孕妈妈的工作。孕妈妈平时多和准爸爸聊聊天，告诉他你的担心、忧虑和每天的心理感受。很多情绪会在聊天中得到释放和缓解。时刻记住，准爸爸是你最有力的支持者，你不是一个人在"战斗"。

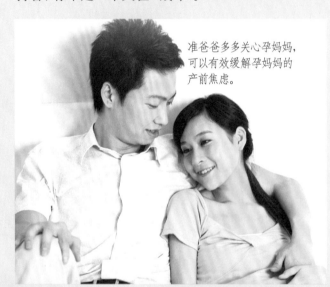

准爸爸多多关心孕妈妈，可以有效缓解孕妈妈的产前焦虑。

⓪① ⓪② ⓪③ ⓪④ ⓪⑤ ⓪⑥ ⓪⑦ ⓪⑧ ⓪⑨ ⑩ ⑪ ⑫ ⑬ ⑭ ⑮ ⑯ ⑰ ⑱ ⑲

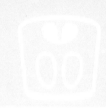

体重管理小秘书：如果仍处在待产期，饮食不仅要富有营养，还要易消化和不过量，以免加重肠胃负担和体重压力。

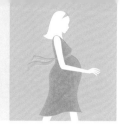

妈妈：有些孕妈妈可能会提前分娩，要多留意。

提前考虑胎盘和脐带血的处理

胎盘富含营养，有些地方会将胎盘当成营养品补气血，有些则带回家自己销毁或请医院销毁。孕妈妈要提前综合考虑，提早决定如何处理胎盘和脐带血。

✳ 胎盘是否带走

医院会尊重孕妈妈的选择，可以将胎盘带回家自行处理，也可以交由医院帮忙处理。很多孕妈妈想将胎盘带走之后埋在大树下或公园里，这样并不卫生，容易污染土壤和地下水。最好的方式是交给医院统一处理。如果胎盘健康，会经过处理制成中药。胎盘经过正规处理之后对一些体质较弱的病人有提高免疫力的作用，但正常人食用毫无用处。如果胎盘可能造成传染病传播，医院会进行消毒处理后作为医疗废物进行处理。

✳ 脐带血是否保存

脐带血是胎宝宝娩出、脐带结扎并剪断之后残留在胎盘和脐带中的血液，以前都是废弃不用的。现代研究发现，脐带血的造血干细胞有一定的定向分化能力，在一定程度上可以修复造血干细胞和免疫系统，用来治疗白血病。现在越来越多的准爸孕妈开始考虑保留脐带血的问题。

如果孕妈妈决定保留脐带血，要提前和当地脐带血保存机构联系，按照相关程序对身体进行评估、签订协议和缴费。在入院后也要立刻打电话通知脐带血保存机构。目前各地脐带血保存的费用不一，大概在 1.5 万。孕妈妈可以根据自己的情况量力而行，也可以将脐带血捐献给有需要的人。

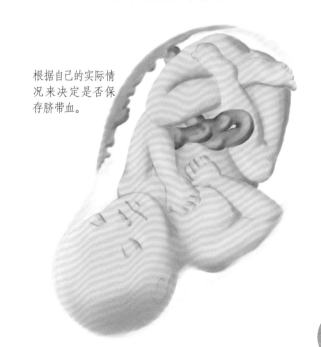

根据自己的实际情况来决定是否保存脐带血。

分娩要事提醒

十月怀胎,终于迎来了这一刻。是紧张,是激动,还是欢喜? 专家提醒孕妈妈,越是这个时候,越要让自己保持平静,在临产信号发出后,密切配合医护人员完成分娩。很快就能拥抱自己的小天使了。

临产前	万事俱备,只欠征兆	这段时间,孕妈妈随时都可能临产。家人要再次确认待产包内物品是否齐全,尤其是住院分娩所需的各种证件。而孕妈妈只要放松心情,做好身体清洁,把电话放在手边,密切注意临产征兆
	破水后要马上去医院	如果出现破水现象,孕妈妈要垫上干净的护垫,立即平躺,然后通知家人马上去医院。分娩很快就要开始了
临产时	切勿用力上厕所	当胎头下降压迫到直肠时,孕妈妈会有很强的便意。此时应立即入院检查,切勿用力上厕所,否则可能将宝宝产到马桶里,因小失大
剖宫产提醒	禁食禁水禁衣物	剖宫产前一天,晚餐要清淡,午夜12点以后要禁食,手术前6~8小时要禁水。进入产房前,医护人员还会嘱咐你除去衣物,以便施行麻醉,孕妈妈要做好心理准备
第1产程	漫长的开口期	现在开始,宫缩会变得越来越频繁。助产士会及时为孕妈妈量血压,听胎心,观察宫缩情况,了解宫口是否开全,还要进行胎心监护。而孕妈妈可以摄取一些助产食物（如巧克力）来保持体力
第2产程	密切配合的分娩期	分娩开始后,孕妈妈用力的大小、正确与否,都直接关系到胎宝宝娩出的快慢和是否缺氧,以及孕妈妈的会阴部损伤轻重程度。因此孕妈妈要学会通过呼吸和用力来配合医护人员
第3产程	放松的胎盘娩出期	宝宝娩出了,孕妈妈变成了新妈妈。很快,胎盘及包绕宝宝的胎膜和子宫就会分开,随着宫缩排出体外。胎盘娩出意味着整个产程全部结束
产后24小时	新妈妈的护理	产后24小时的护理很关键。顺产新妈妈最好不要立即熟睡,要半坐养神。而剖宫产新妈妈在术后6小时不能枕枕头,待麻醉反应消失后要多翻身
	宝宝的护理	宝宝刚出生,要用小抱被包好,半小时后新妈妈就可以尝试给宝宝喂奶了。相信这是你一生最幸福的时刻

坐月子要事提醒

怀孕、分娩的历程，让孕妈妈晋升为了新妈妈。坐月子时，只要注意保暖防风，合理饮食，适度运动，从身体恢复到瘦身养颜，都不会成为困扰新妈妈的问题。那就一起开启一个舒心、顺心的月子之旅吧！

第1天	应密切观察身体情况	产后第1天是自我护理最为关键的一天，新妈妈要密切观察自己的身体情况，如生命体征（体温、脉搏、呼吸、血压）以及出血量和排尿情况，一旦出现异常，及时告诉医生，以便采取措施
	尝试给宝宝哺乳	一般来说，当宝宝脐带处理好后，新妈妈就可以尝试给宝宝哺乳了。尽早地给宝宝哺乳，可形成神经反射，增加乳汁的分泌
第2天	要尽早下床活动	虽然刚刚经过分娩，新妈妈需要很好的休息，但长期卧床并不利于产后恢复。无特殊情况，剖宫产24小时后（自然分娩6小时后），就可下床活动了
第3天	给剖宫产新妈妈的特别建议	剖宫产新妈妈应多翻身，以促进排气、恢复身体。同时还要定时查看腹部刀口的敷料有无渗血，恶露量是否正常，若发现异常请及时告知医生
第4~7天	不慌不忙办出院	一般情况下顺产的新妈妈3天后可以出院，而剖宫产的新妈妈则需要5~7天。新妈妈到底什么时候出院，应根据自己的身体情况，遵从医生的建议。如果医生建议留院观察，新妈妈也应平缓情绪，听从医生安排
第8~10天	保暖防风，远离月子病	保暖防风是整个月子都需要注意的。除了不能碰冷水和注意腰部保暖外，更不能"捂月子"。要知道任何时候新妈妈都需要新鲜的空气，只要不是直接对着吹即可
第21天	月子餐有讲究	根据顺产、剖宫产以及哺乳、非哺乳妈妈的不同需求，再结合新妈妈不同阶段的身体恢复状况，制订一份新妈妈的专属月子餐单吧
第34天	注意"劳逸结合"	产后的新妈妈还是要以休息为主。但这并不代表要整日卧床，新妈妈可以根据自己身体的恢复情况，合理锻炼，但一定要注意适度和循序渐进
第42天	重视产后第一次检查	产后42天的健康检查尤为重要，可以让医生了解新妈妈产后的恢复情况，及时发现异常，防止后遗症

图书在版编目（CIP）数据

怀孕要讲究不将就 / 张晶主编 . -- 南京：江苏凤凰科学技术
出版社，2018.1
（汉竹•亲亲乐读系列）
ISBN 978-7-5537-8176-1

Ⅰ . ①怀… Ⅱ . ①张… Ⅲ . ①妊娠期－妇幼保健－基本知识
Ⅳ . ① R715.3

中国版本图书馆 CIP 数据核字 (2017) 第 100048 号

凤凰汉竹

中国健康生活图书实力品牌

怀孕要讲究不将就

主　　　编	张　晶	
编　　著	汉　竹	
责 任 编 辑	刘玉锋　张晓凤	
特 邀 编 辑	魏　娟　苑　然　张　瑜　张　欢	
责 任 校 对	郝慧华	
责 任 监 制	曹叶平　方　晨	

出 版 发 行	江苏凤凰科学技术出版社
出版社地址	南京市湖南路 1 号 A 楼，邮编：210009
出版社网址	http://www.pspress.cn
印　　　刷	天津海顺印业包装有限公司分公司

开　　　本	715 mm × 868 mm　　1/12
印　　　张	18
字　　　数	150 000
版　　　次	2018 年 1 月第 1 版
印　　　次	2018 年 1 月第 1 次印刷

标 准 书 号	ISBN 978-7-5537-8176-1
定　　　价	49.80 元

图书如有印装质量问题，可向我社出版科调换。